まちがいさがしは
脳を瞬間的・総合的に強化できる極めて

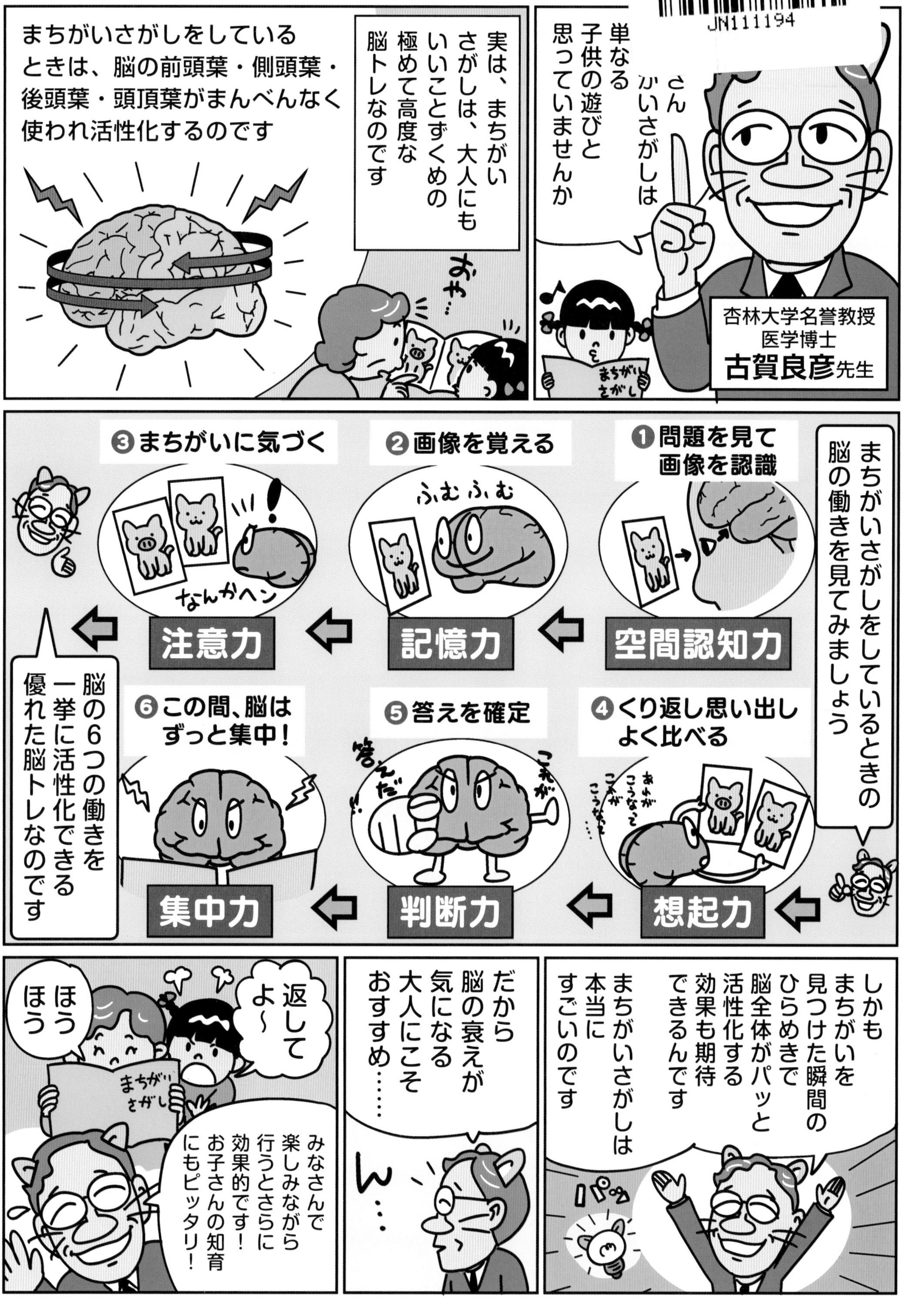

さん
がいさがしは
単なる
子供の遊びと
思っていませんか
杏林大学名誉教授
医学博士
古賀良彦先生
まちがい
さがし
実は、まちがいさがしは、大人にもいいことずくめの極めて高度な脳トレなのです
おや…
まちがいさがしをしているときは、脳の前頭葉・側頭葉・後頭葉・頭頂葉がまんべんなく使われ活性化するのです
まちがいさがしをしているときの脳の働きを見てみましょう
❶問題を見て画像を認識
空間認知力
❷画像を覚える
ふむふむ
記憶力
❸まちがいに気づく
なんかヘン
注意力
❹くり返し思い出しよく比べる
あれがこうなってこれがこうなって…
想起力
❺答えを確定
これが
答えだ
判断力
❻この間、脳はずっと集中！
集中力
脳の6つの働きを一挙に活性化できる優れた脳トレなのです
しかもまちがいを見つけた瞬間のひらめきで脳全体がパッと活性化する効果も期待できるんです
まちがいさがしは本当にすごいのです
パッ
だから脳の衰えが気になる大人にこそおすすめ……
ん…
返してよ～
ほうほう
まちがい
さがし
みなさんで楽しみながら行うとさらに効果的です！お子さんの知育にもピッタリ！

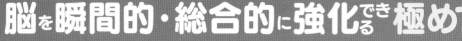

「まちがいさがし」は単なる子供の遊びではなく、衰えやすい6大脳力が一挙に強まるすごい脳トレ

本当はすごい「まちがいさがし」

誰もが一度は楽しんだ経験がある「まちがいさがし」。**大人も子供もつい夢中**になってしまう不思議な魅力があることは、よくご存じでしょう。

実は、このまちがいさがし、**単なる「子供の遊び」ではない**ことが、脳科学的に明らかにされつつあります。何を隠そう、**脳のさまざまな部位の働きを瞬間的・総合的に強化できる、極めて高度な脳トレ**であることがわかってきたのです。

普段の生活で**テレビばかりみて**いたり、**ずっとぼんやり**していたりすると、脳はどんどん衰えてしまいます。記憶力が衰えて**物忘れ**が増えたり、集中力が低下して**飽きっぽく**なったり、注意力や判断力が弱まって**うっかりミス**が生じたり、感情をコントロールできなくなって**怒りっぽく**なったり、**やる気が減退**したりしてしまうのです。

そうした脳の衰えを防ぐ毎日の習慣としてぜひ取り入れてほしいのが、まちがいさがしです。脳は大きく4つの領域（前頭葉・頭頂葉・側頭葉・後頭葉）に分けられますが、まちがいさがしを行うと、**そのすべての領域が一斉に活性化する**と考えられるからです。

まちがいさがしで出題される絵や写真の視覚情報はまず脳の**後頭葉**で認識され、**頭頂葉**で位置関係や形などが分析されます。次に、その情報は**側頭葉**に記憶されます。その記憶を頼りに、脳のほかの部位と連携しながら、意識を集中させてまちがいを見つけ出すのが、思考・判断をつかさどる脳の司令塔**「前頭葉」**の働きです。

あまり意識することはないと思いますが、まちがいさがしは、**脳の4大領域を効率よく働かせることができる稀有《けう》な脳トレ**でもあるのです。

まちがいさがしをするときの脳の各部位の働き

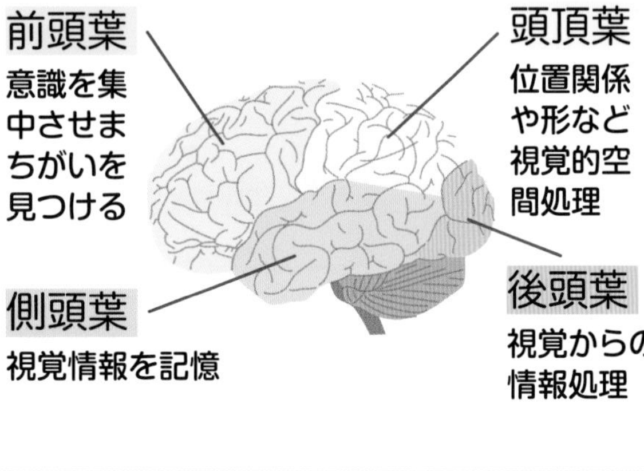
前頭葉
意識を集中させまちがいを見つける
頭頂葉
位置関係や形など視覚的空間処理
側頭葉
視覚情報を記憶
後頭葉
視覚からの情報処理

記憶力など6つの脳力を瞬間強化する高度な脳トレ

まちがいさがしが脳に及ぼす効果について、さらにくわしく見ていきましょう。

まず、まちがいさがしは脳トレのジャンルの中で、**「記憶系」**に分類されます。問題を解くには記憶力が必要になると同時に、まちがいさがしを解くことによって記憶力が強化されるのです。

実際に、2つ並んだ絵や写真からまちがい（相違点）を見つけるには、以下のような脳の作業が必要になってきます。

第一に、2つの絵や写真の細部や全体を視覚情報としてとらえ、一時的に覚える必要が出てきます。ここには**「空間認知」と「記憶」**の働きがかかわってきます。

第二に、直前の記憶を思い起こして、記憶にある視覚情報と今見ている絵や写真との間に相違点がないかに意識を向けていくことになります。ここで**「想起」と「注意」**の働きが必要になります。

第三に、相違点が本当に相違点であると気づくには、確認作業と「**判断**」力が必要になります。

そして、こうした一連の脳の働きを幾度となくくり返すためには、相応の「**集中**」力を要します。

つまり、まちがいさがしを解く過程では、主に**①記憶力（覚える力）**だけでなく、**②集中力（関心を持続する力）、③注意力（気づく力）、④判断力（正しく認識・評価する力）、⑤想起力（思い出す力）、⑥空間認知力（物の位置や形状、大きさを認知する力）**という「**6大脳力**」が総動員されるのです。

脳はある意味で筋肉と似ています。何歳になっても、使えば使うほど強化されます。つまり、まちがいさがしは、年とともに衰えやすい「6大脳力」を一挙に強化できる、極めて高度な脳トレだったのです。私が冒頭で「単なる子供の遊びではない」といった理由は、ここにあるわけです。

まちがいを見つけた瞬間 脳全体がパッと活性化

それだけではありません。まちがいさがしが優れているのは、「あ、ここが違う！」と気づいた瞬間に、一種の喜びに似た感覚を伴う「**ひらめき**」が生まれることです。このひらめきがまた、脳にとって最良の刺激になるのです。

新しいアイデアを思いついた瞬間、悩み事が解決した瞬間、何かをついに成し遂げた瞬間など、私たちがひらめきをひとたび感じると気分が高揚し、その瞬間に脳は一斉に活性化するのです。みなさんもこうした経験をしたことがあるでしょう。暗い気持ちがパッと晴れるような、暗闇の中、電球の明かりがパッと光るような、そんな感覚です。

まちがいさがしは、こうした**ひらめきに似た感覚を日常で手軽に体験できる優れた脳トレ**でもあるのです。

本書のまちがいさがしには、1問につき5つのまちがいが隠れています。つまり、ひらめきに似た感覚を体験できるチャンスが、1問につき5回も用意されているのです。

ねこのかわいい表情やしぐさにときめきを感じて癒される脳活

まちがいさがしの脳活効果

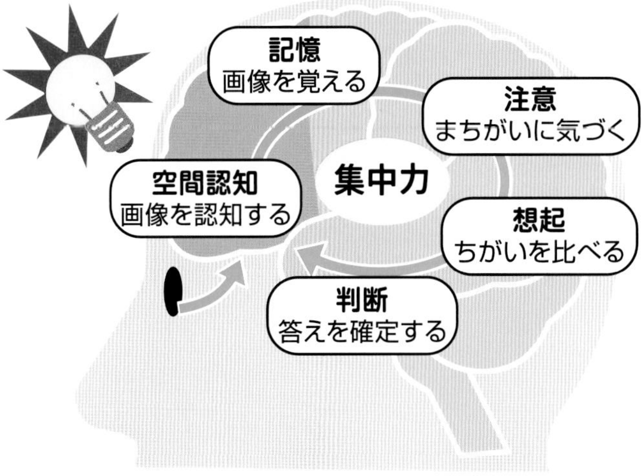
記憶
画像を覚える
注意
まちがいに気づく
空間認知
画像を認知する
集中力
想起
ちがいを比べる
判断
答えを確定する

おまけに、本書のまちがいさがしの題材は、みんな大好きな「**ねこの写真**」。表情豊かなねこたちの愛くるしい瞬間が集められています。

暗いニュースが多い昨今、**かわいさを極めたねこたちの表情やしぐさ**を見るだけで、**思わず顔がほころび、心が癒され、暗い気持ちがフッと軽くなる**のではないでしょうか。イライラや不安などネガティブな感情も、知らないうちに晴れやかで前向きな気分になっているかもしれません。

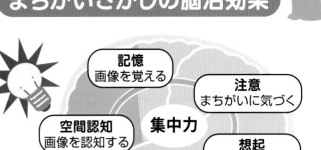

ねこなどの動物のかわいらしい姿を見ることは、人間の根源的な感情に働きかけて、**気持ちを明るく前向きに整えてくれる不思議な癒し効果**があるように思えてなりません。事実、**認知症の患者さんたちに動物と触れ合ってもらったり、動物の写真を見てもらったりすると、表情がパッと明るくなり、失われていた記憶を取り戻したり、不可解な言動が減ったりすることを、日々の診療でよく経験します。**

まちがいさがしをするときは、ねこたちのフワフワとした毛並みの感触、ゴロゴロとのどを鳴らしながらスヤスヤ眠るようす、どんな鳴き声を発しているのかなど、写真では得られない情報にも**想像**を巡らせてみるのもいいでしょう。脳全体のさらなる活性化につながるはずです。

さらに、まちがいさがしをするときは、一人でじっくり解くのもいいですが、家族や仲間とワイワイ競い合いながら取り組むのもいいでしょう。「ねこってこんな行動をするよね」「ここがかわいいよね」と、ねこの話に花を咲かせながら取り組むと、自然と円滑なコミュニケーションが生まれ、脳にとってさらにいい効果が期待できます。

最近、「脳への刺激が足りない」「ついボンヤリしてしまう」「ボーッとテレビばかりみている」……そんな人こそ、まちがいさがしの新習慣を始めてみましょう。めんどうなことは何一つありません。何しろ「にゃんと１分見るだけ！」でいいのですから。それだけで、記憶力をはじめとする脳の力を瞬時に強化することにつながるのです。

まだ半信半疑の方は、問題に取り組んでみてください。一とおりクリアするころには、１分以内にまちがいを探すときの「ドキドキ」と「ワクワク」、そしてねこのかわいさに思わずキュンとしてしまう「ときめき」で、夢中になっているはずです。ときめきを感じて癒されながら没頭して脳を活性化できるねこのまちがいさがしは、まさに最強の脳トレの一つといっていいでしょう。

まちがいさがしの6大効果

空間認知力を強化

物の位置や形状、大きさを正確に把握する脳力が高まるので、物をなくしたり、道に迷ったり、何かにぶつかったり、転倒したり、車の運転ミスをしたりという状況を避けやすくなる。

記憶力を強化

特に短期記憶の力が磨かれ、物忘れをしたり、物をなくしたり、同じ話を何度もしたり、仕事や料理などの作業でモタついたりすることを防ぎやすくなる。

想起力を強化

直前の記憶を何度も思い出す必要があるので想起力が磨かれ、人や物の名前が出てこなくなったり、アレソレなどの言葉が増えたり、会話中に言葉につまったりするのを防ぎやすくなる。

注意力を強化

些細な違いや違和感に気づきやすくなるため、忘れ物や見落としが少なくなり、うっかりミスが防げて、めんどうな家事や仕事もまちがいなくこなせるようになる。

判断力を強化

とっさの判断ができるようになるため、道を歩いているときに車や人をうまく避けられたり、スーパーなどで商品を選ぶときに的確な選択が素早くできたりする。

集中力を強化

頭がさえている時間が長くなり、テレビのニュースや新聞の内容をよく理解できて、人との会話でも聞き逃しが少なくなる。根気が続くようになり趣味や仕事が充実してくる。

●本書のまちがいさがしのやり方●

正

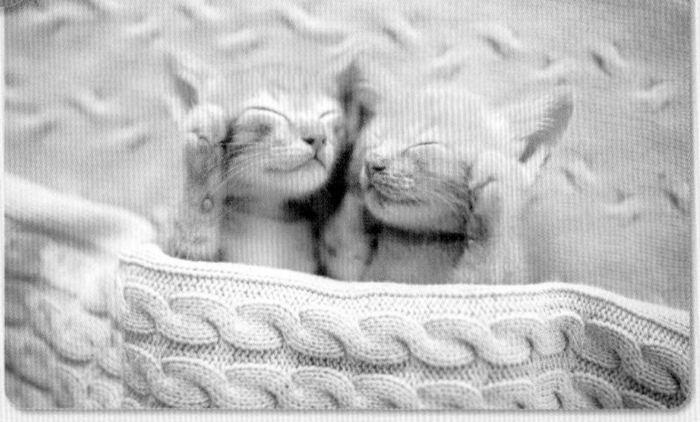

誤

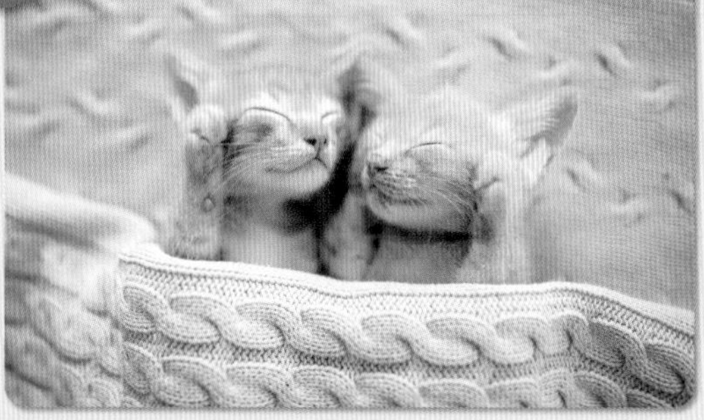

「正」と「誤」を見比べて、まず、１分間にまちがい（相違点）を何個見つけられるか数えてください。１問につきまちがいは5つ隠れています。全部見つけられなかったときは、次に、5つのまちがいをすべて見つけるまでの時間を計測してください。楽しみながら解くのが、脳活効果を高めるコツです。

1 ホラー映画 こわいねこ

こ、
こわくないぞっ

キャァ——!!

1分で見つけた数	個
全部見つけるまでの時間	分　秒

正

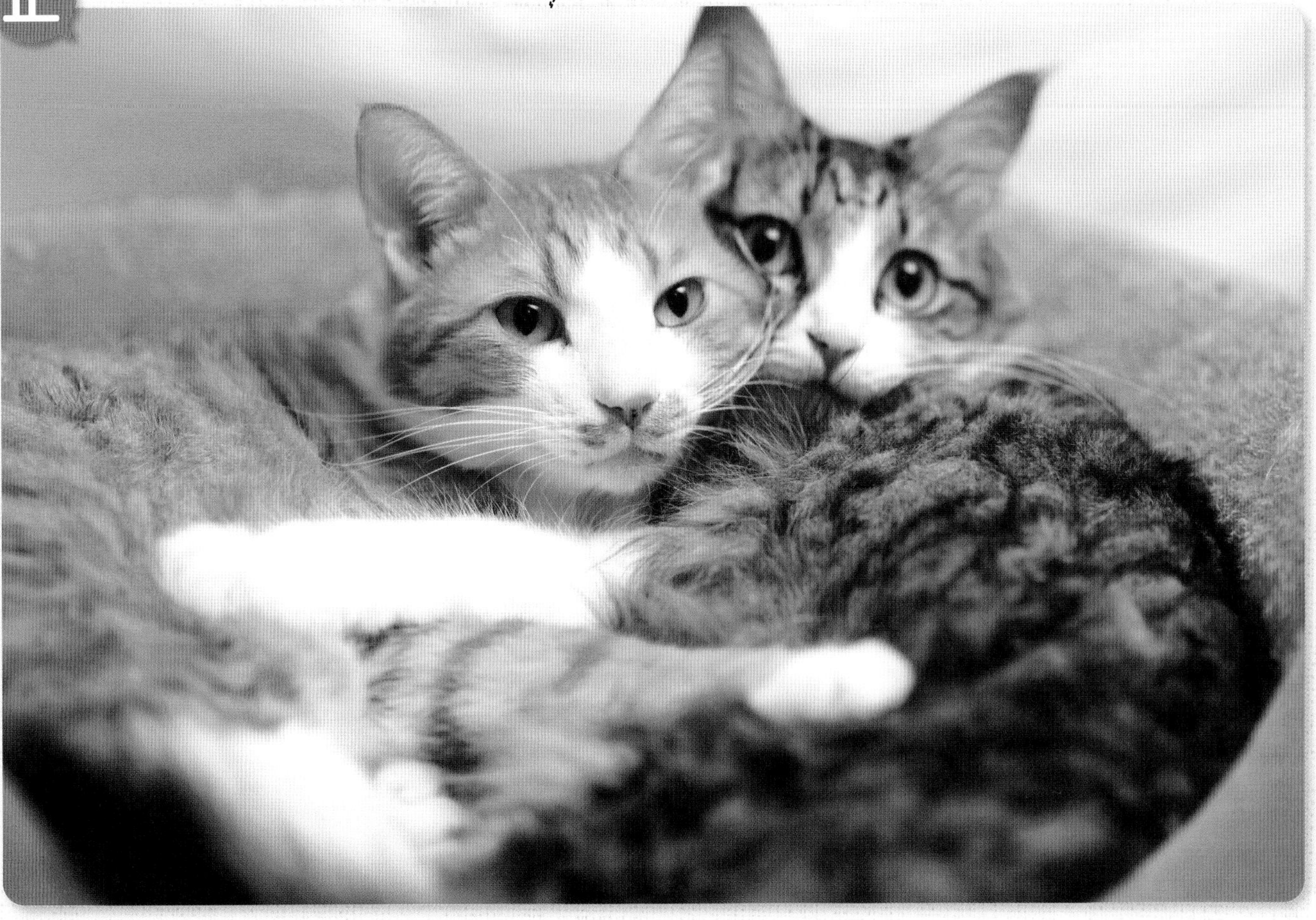

誤 まちがいは5つ。1分で探してにゃ。

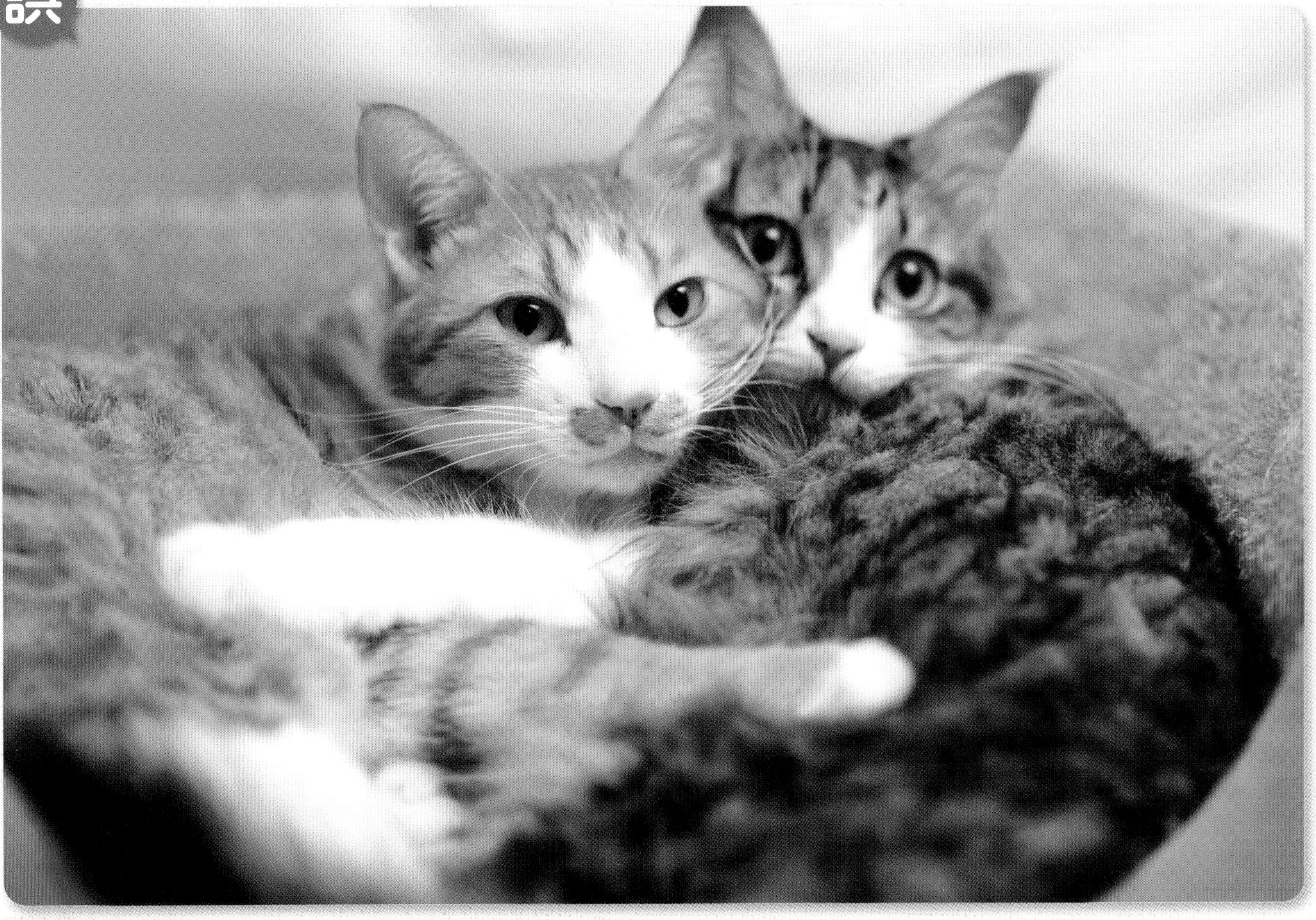

➡解答は64ページ

2 行ってらっしゃいねこ

1分で見つけた数	個
全部見つけるまでの時間	分　秒

行ってらっしゃい。
ちゅ♡

いや、いま
帰宅したんだけど

正

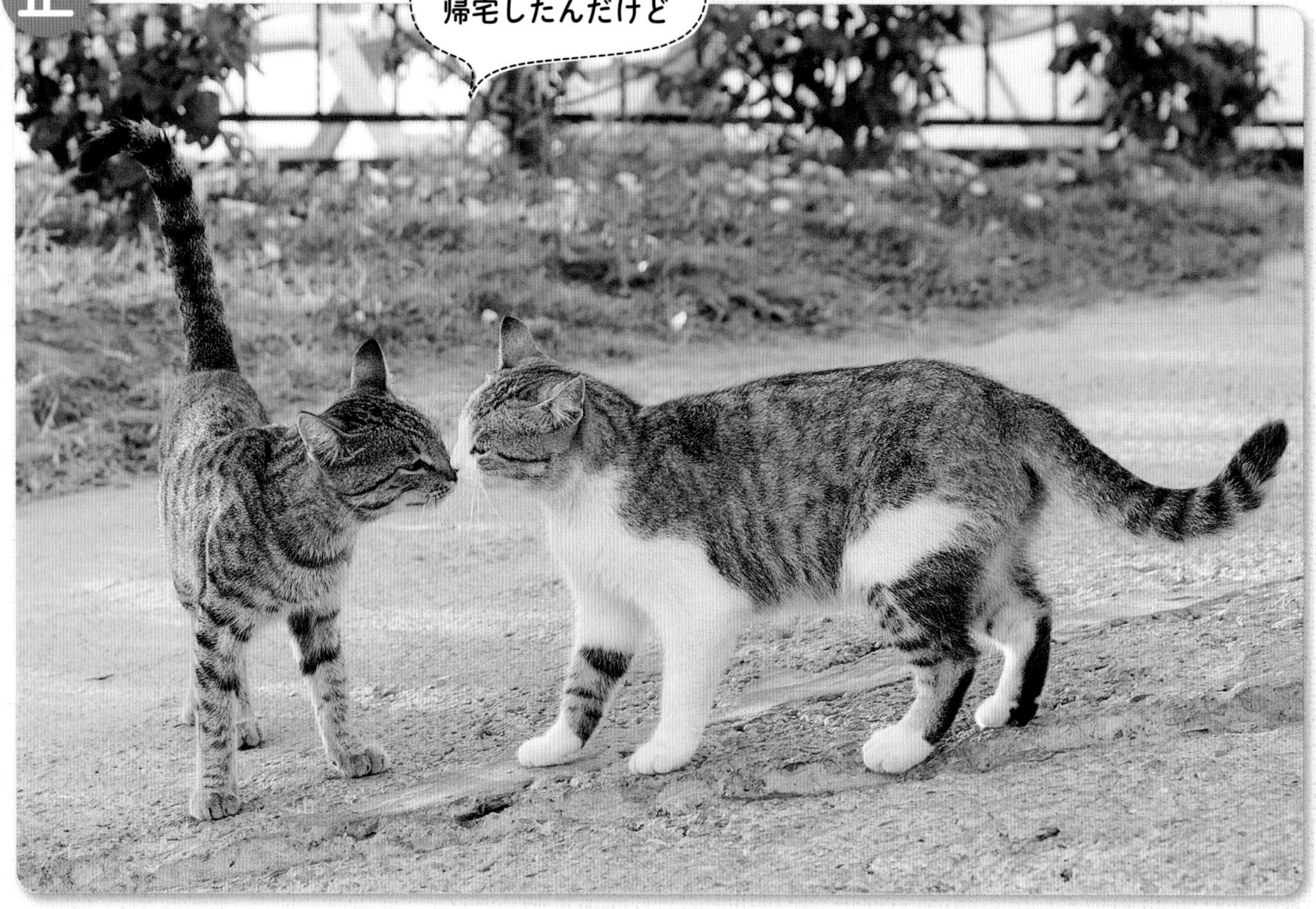

誤　まちがいは5つ。1分で探してにゃ。

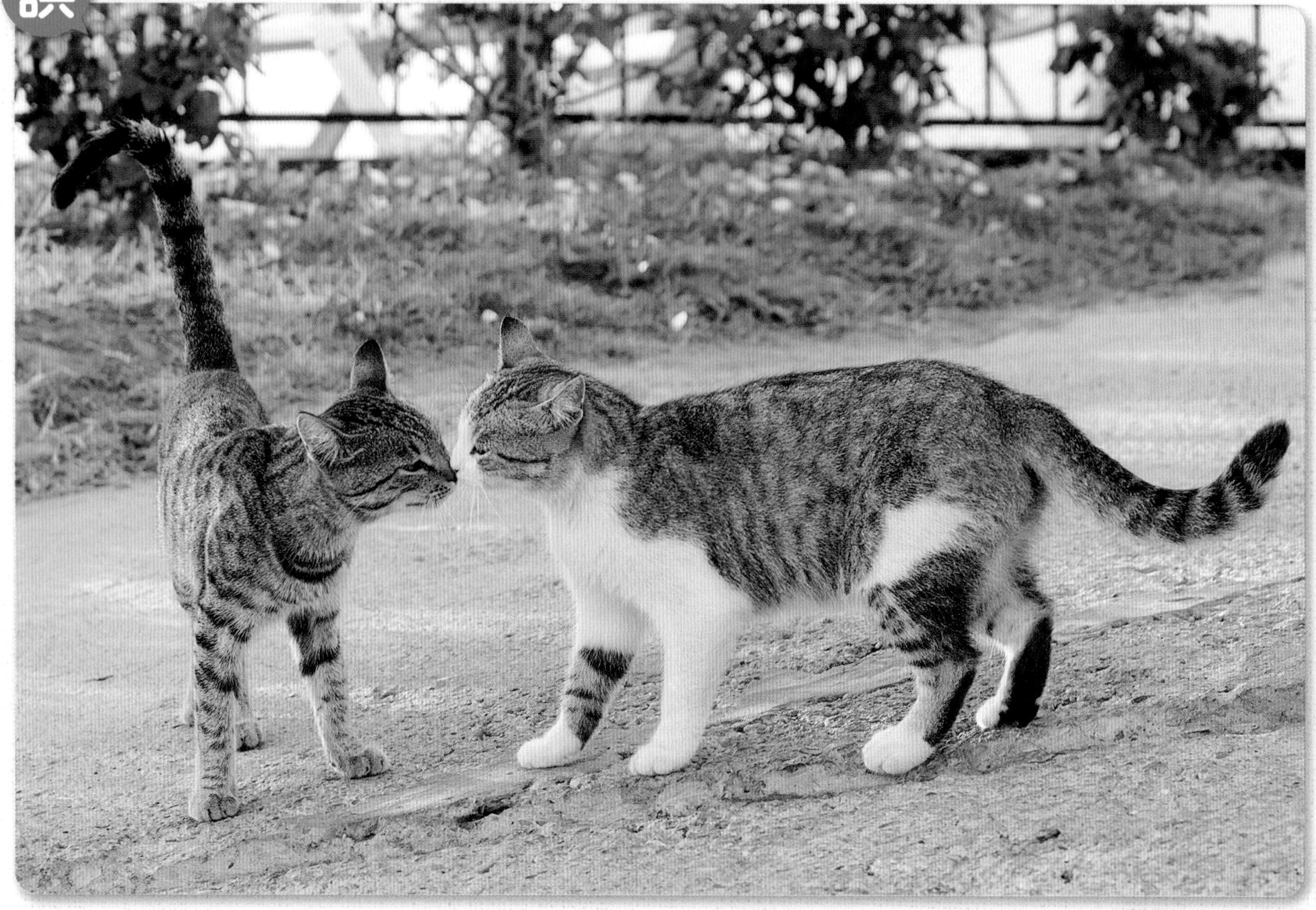

➡解答は64ページ

3 ハグでごまかすねこ

（いま、ねこ子ちゃんに
振り向かれたら、
隠したおやつがバレちゃう）

1分で見つけた数	個
全部見つけるまでの時間	分　秒

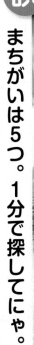

正

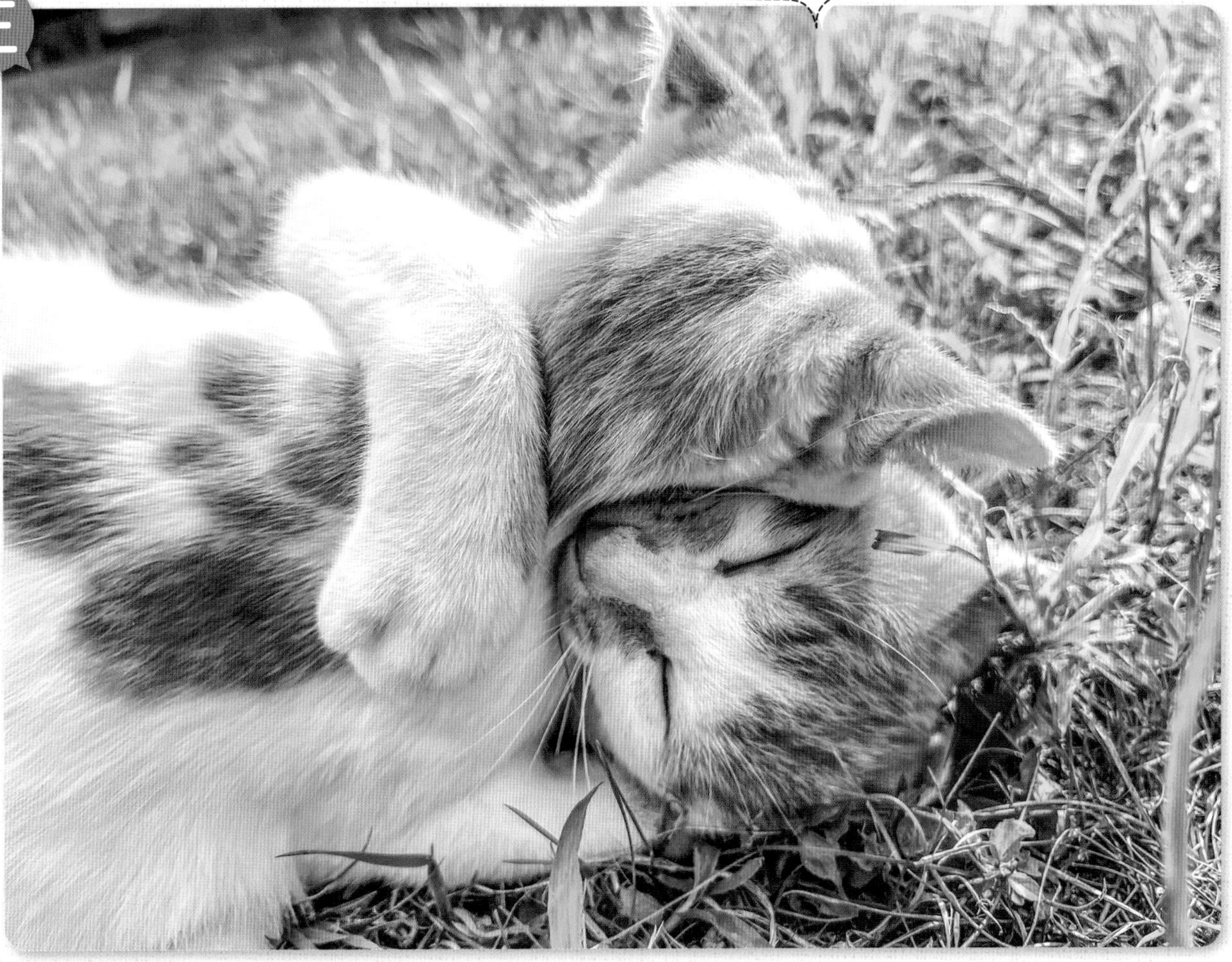

誤

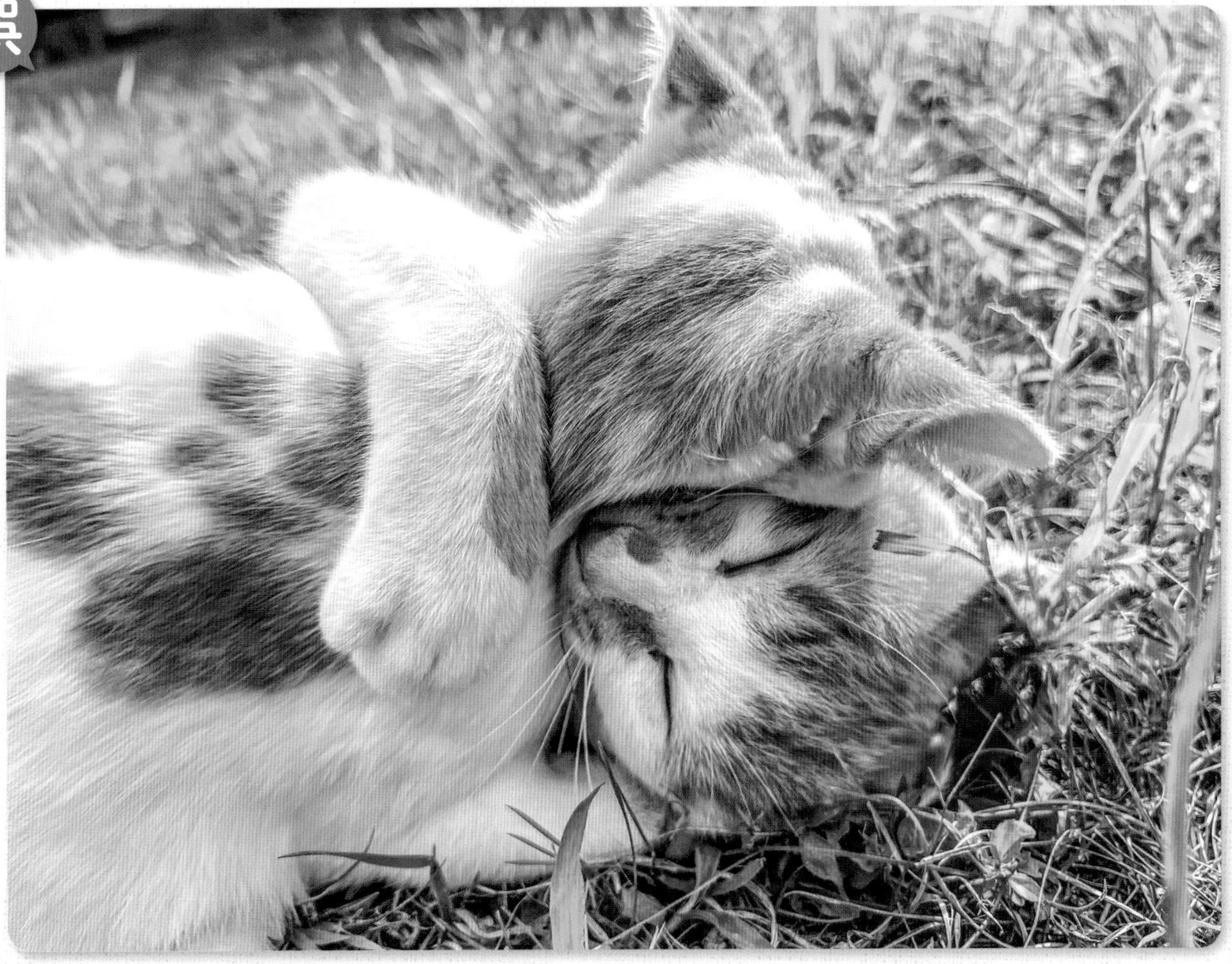

まちがいは5つ。1分で探してにゃ。

➡解答は64ページ

4 実家にあいさつねこ

ハリネズミくんのおうち
でっか――――い!!!!

1分で見つけた数	個
全部見つけるまでの時間	分　秒

正

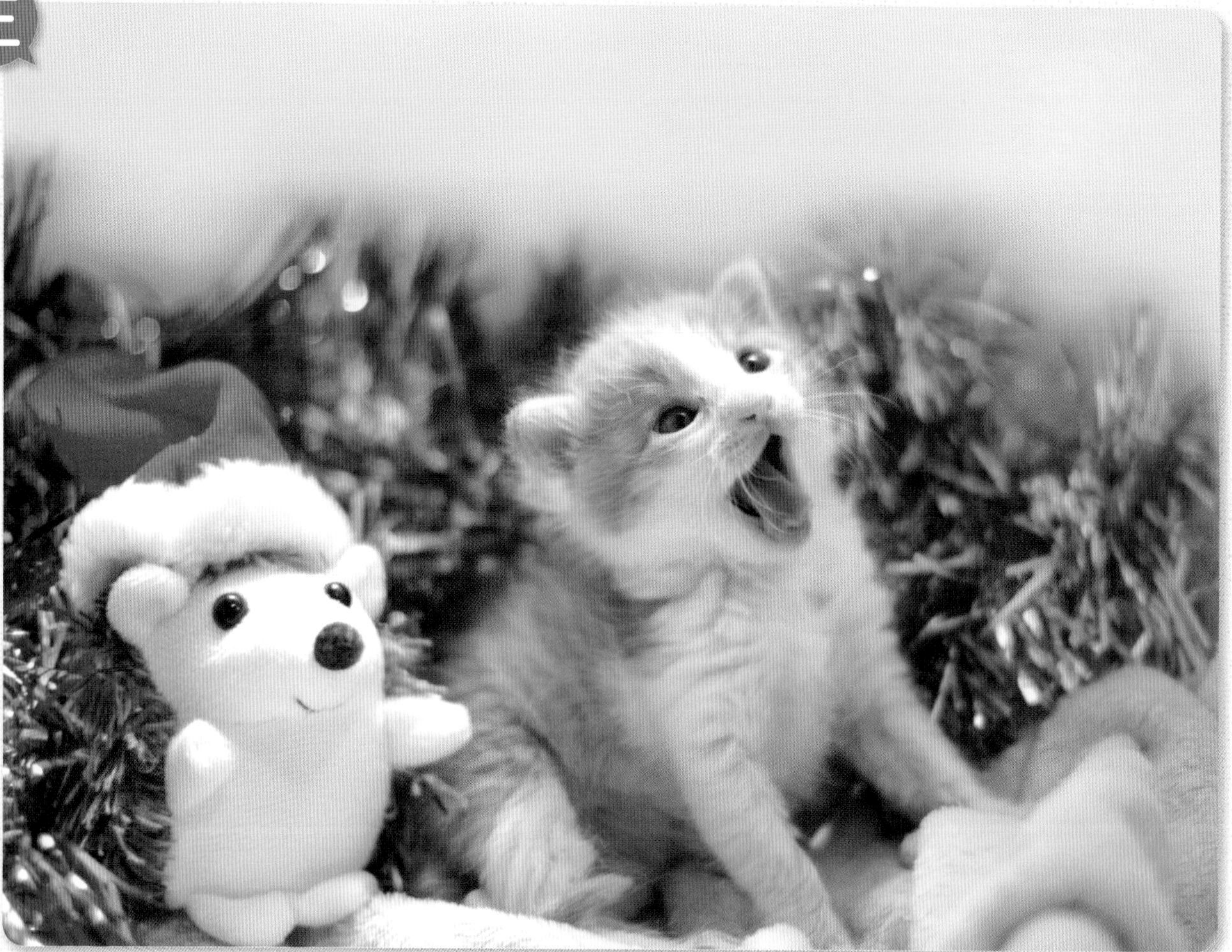

誤

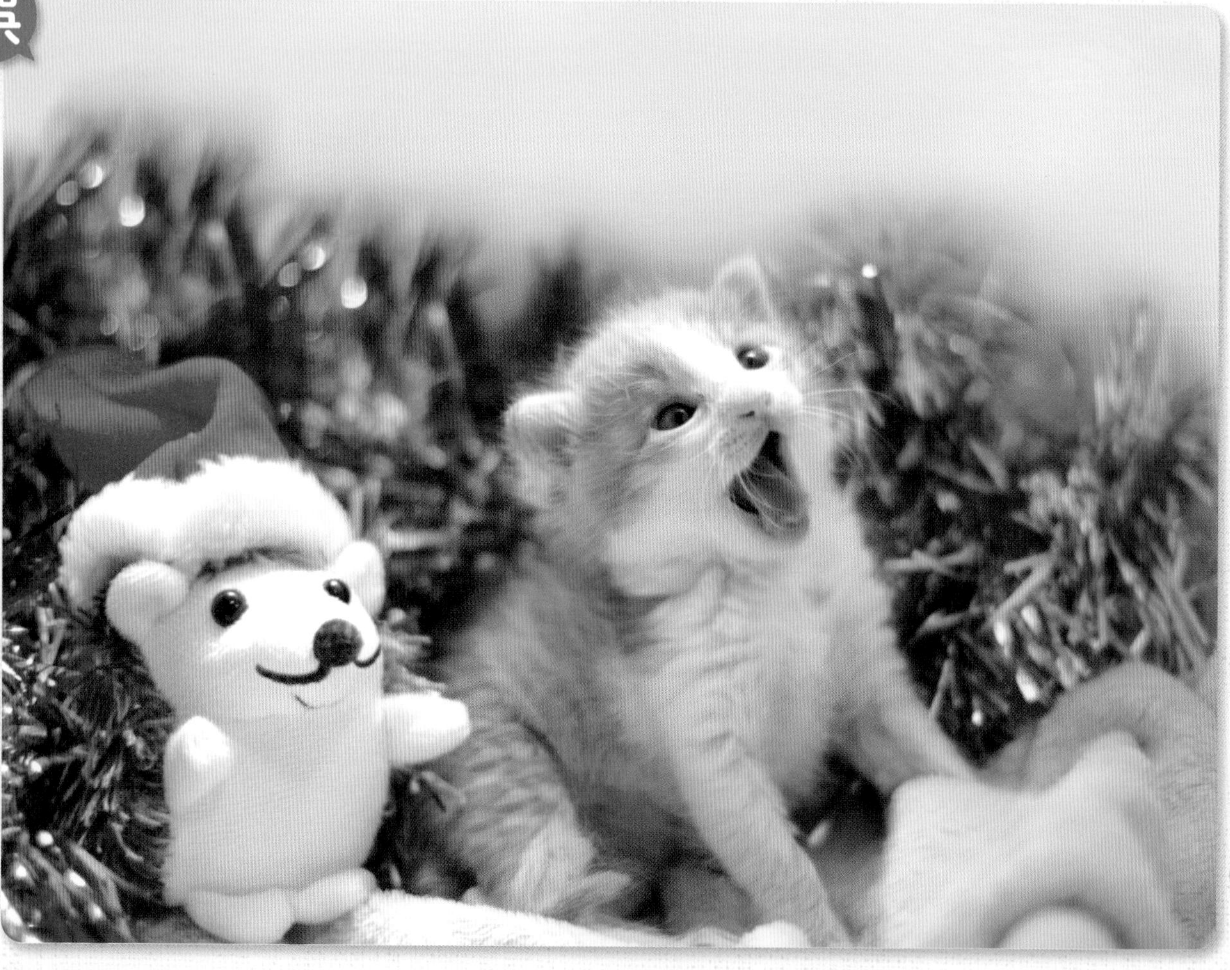

まちがいは5つ。1分で探してにゃ。

➡解答は64ページ

5 肩たたきねこ

あれ、肩どこ？

1分で見つけた数	個
全部見つけるまでの時間	分　秒

正

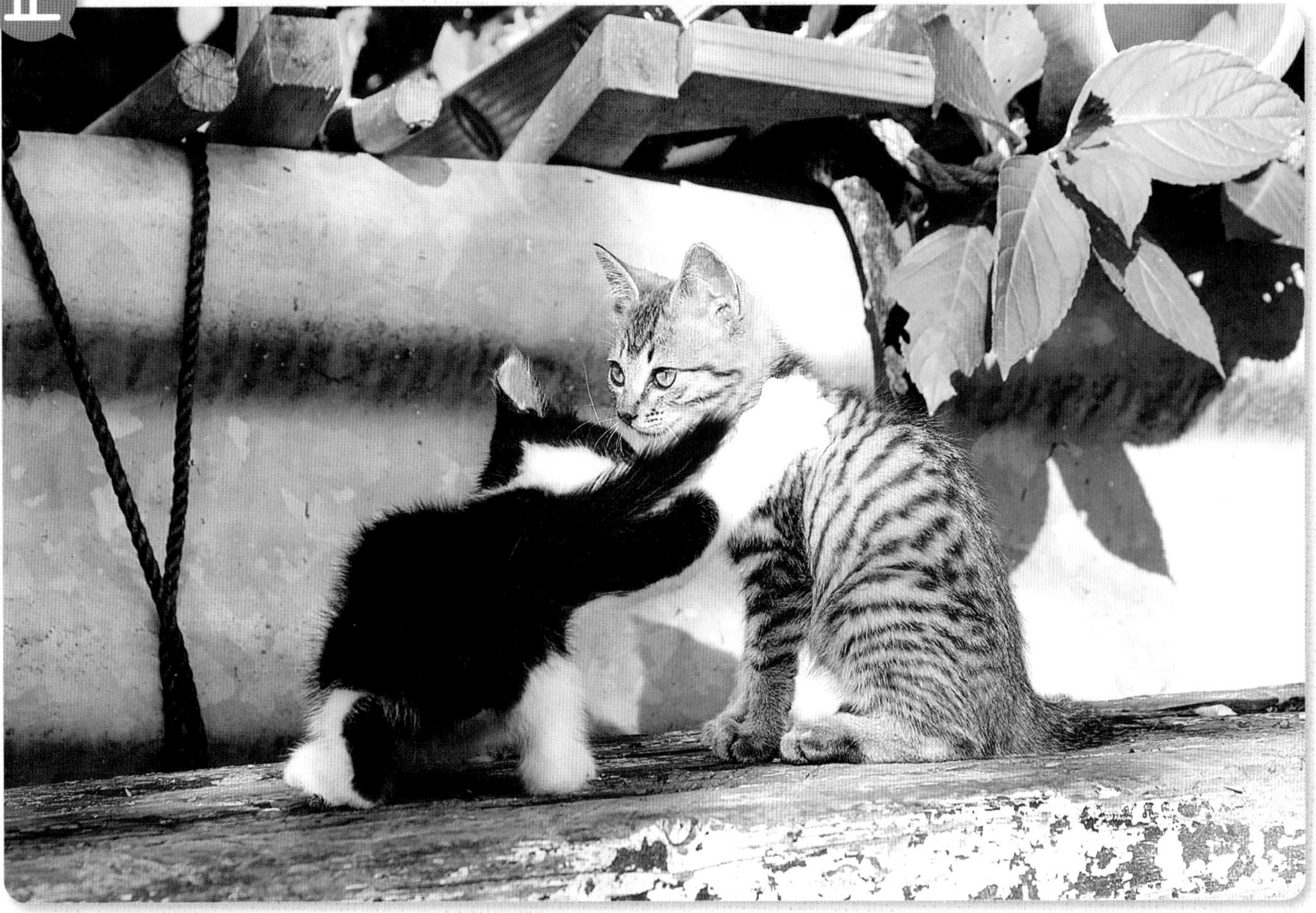

誤

まちがいは5つ。1分で探してにゃ。

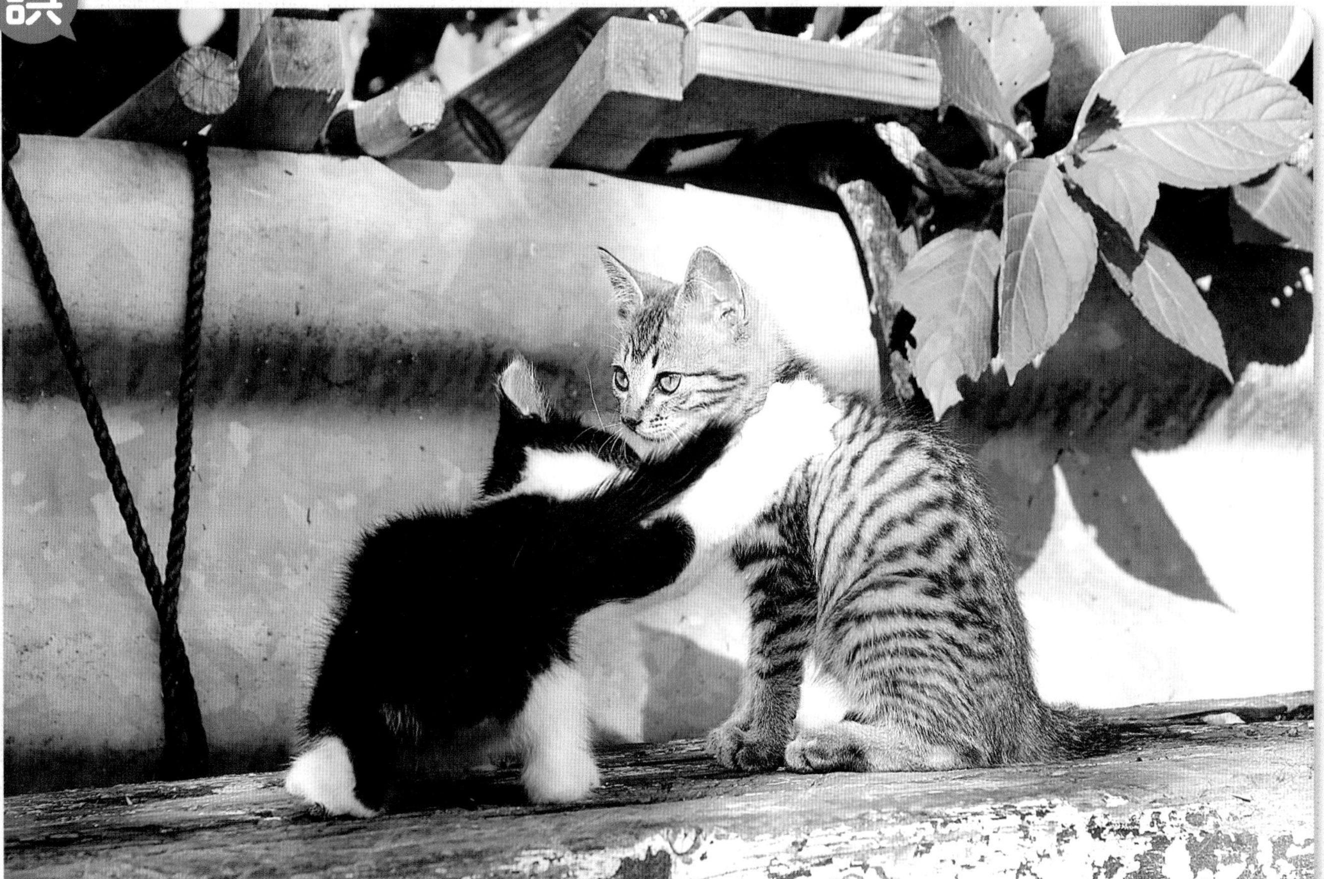

➡解答は64ページ

6 目が開かないねこ

目覚ましが
鳴ってるにゃ…
どこにゃ…

1分で見つけた数	個
全部見つけるまでの時間	分　秒

正

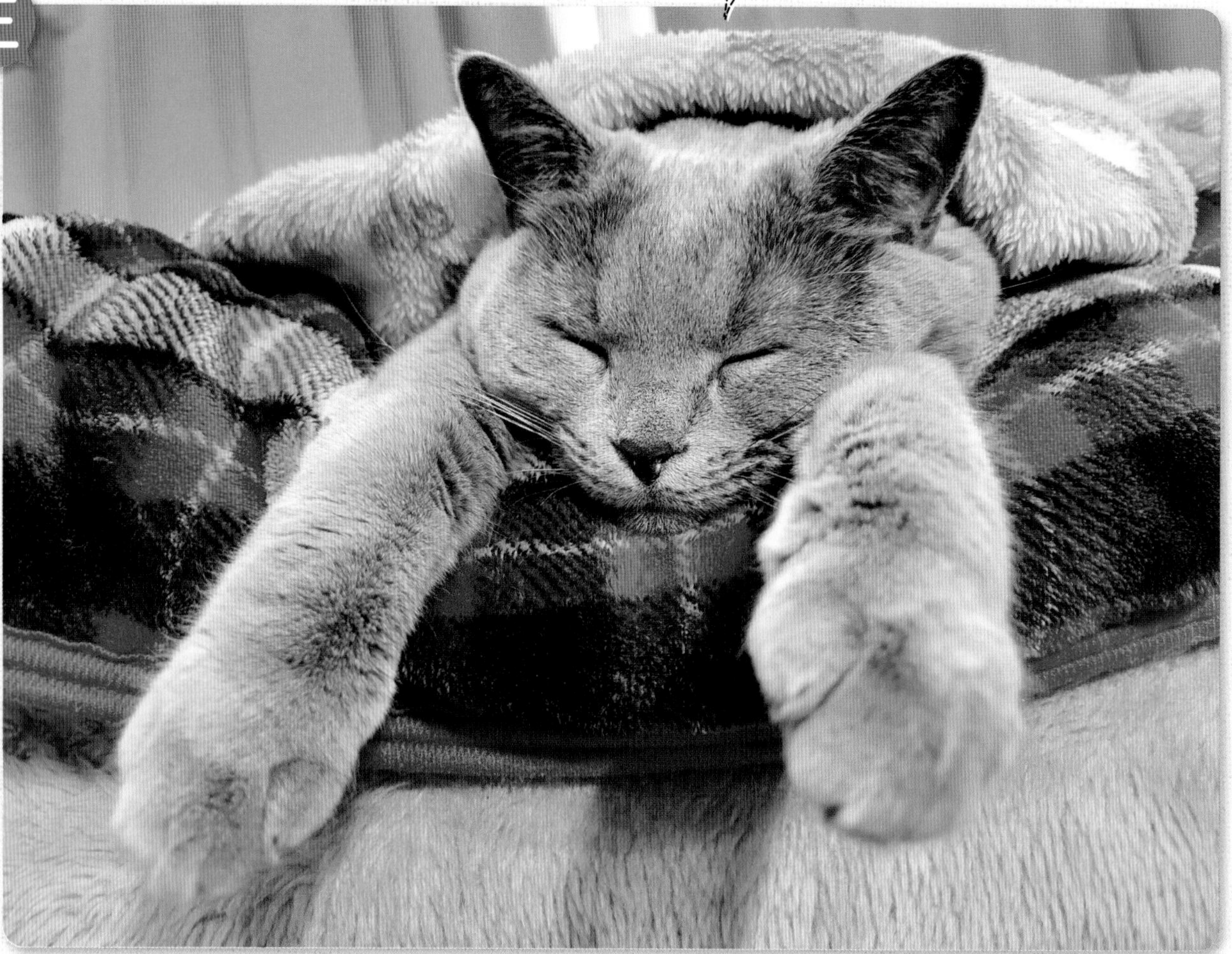

誤

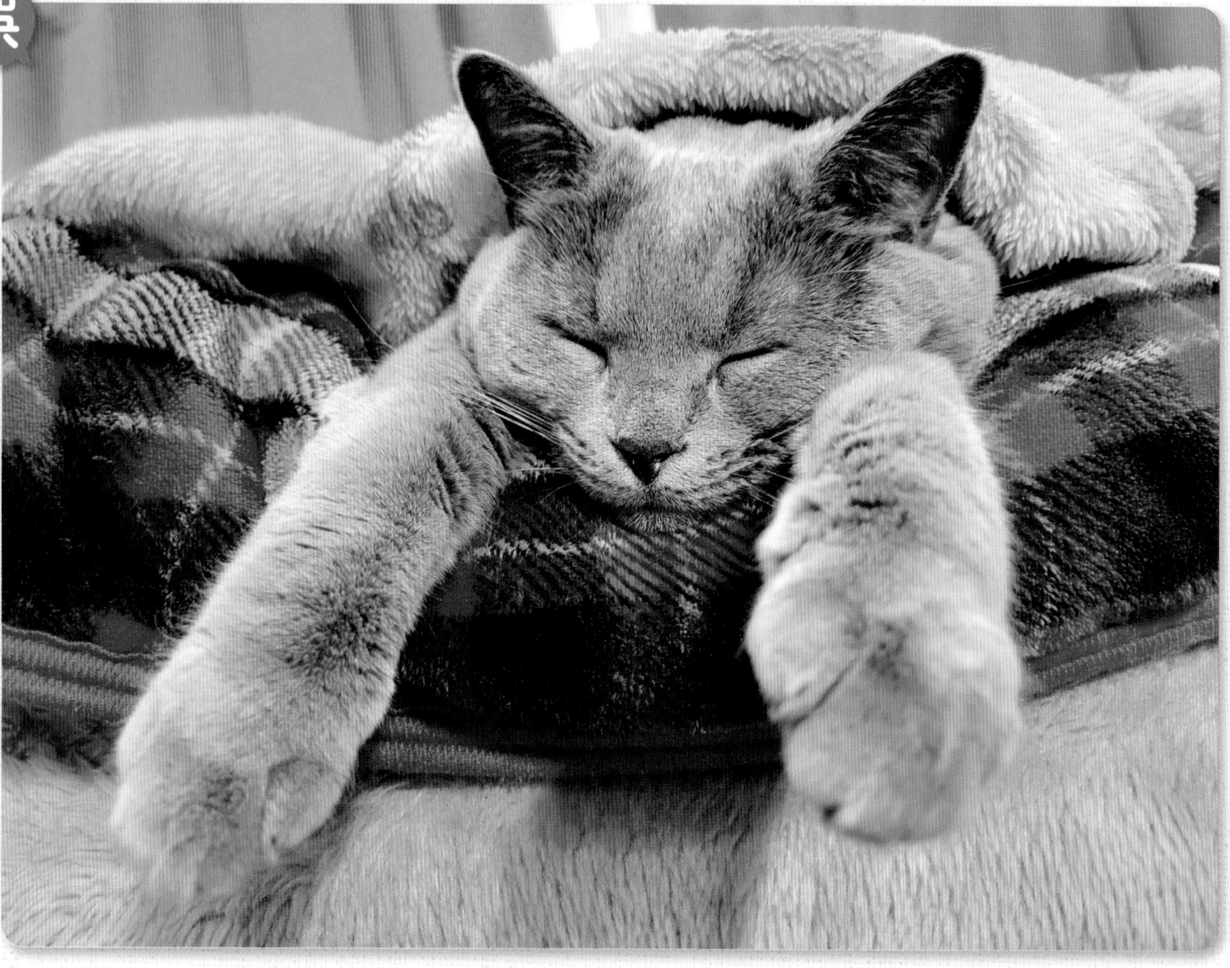

まちがいは5つ。1分で探してにゃ。

➡解答は64ページ

7 初めてのちゅーねこ

ドキドキ…!!

あ、お口に
葉っぱついてるにゃ。
また今度にするにゃ

1分で見つけた数	個
全部見つけるまでの時間	分　秒

正

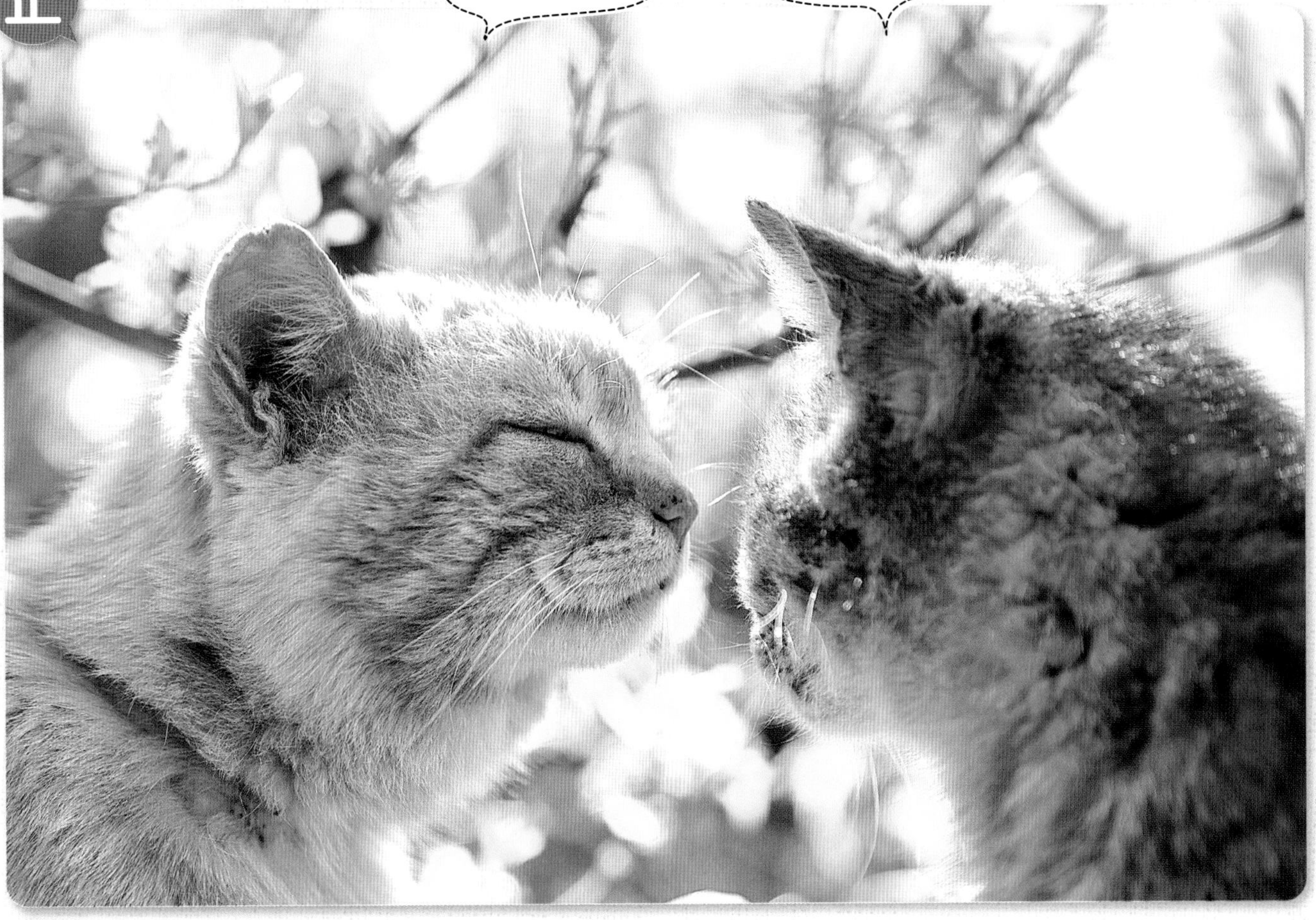

誤

まちがいは5つ。1分で探してにゃ。

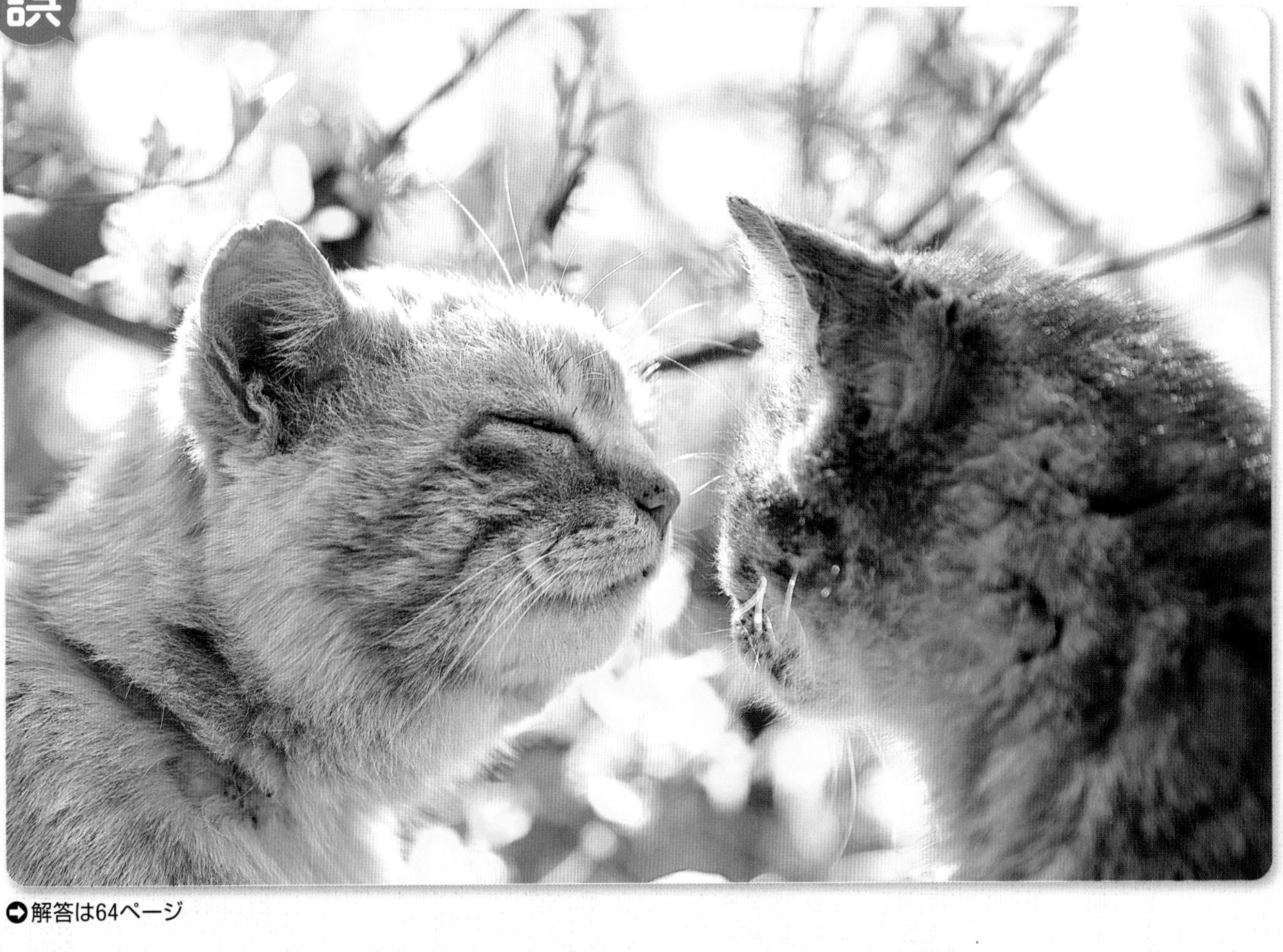

➡解答は64ページ

8 行かないでねこ

お仕事…ほんとに
行っちゃうの…？

1分で見つけた数	個
全部見つけるまでの時間	分　秒

正

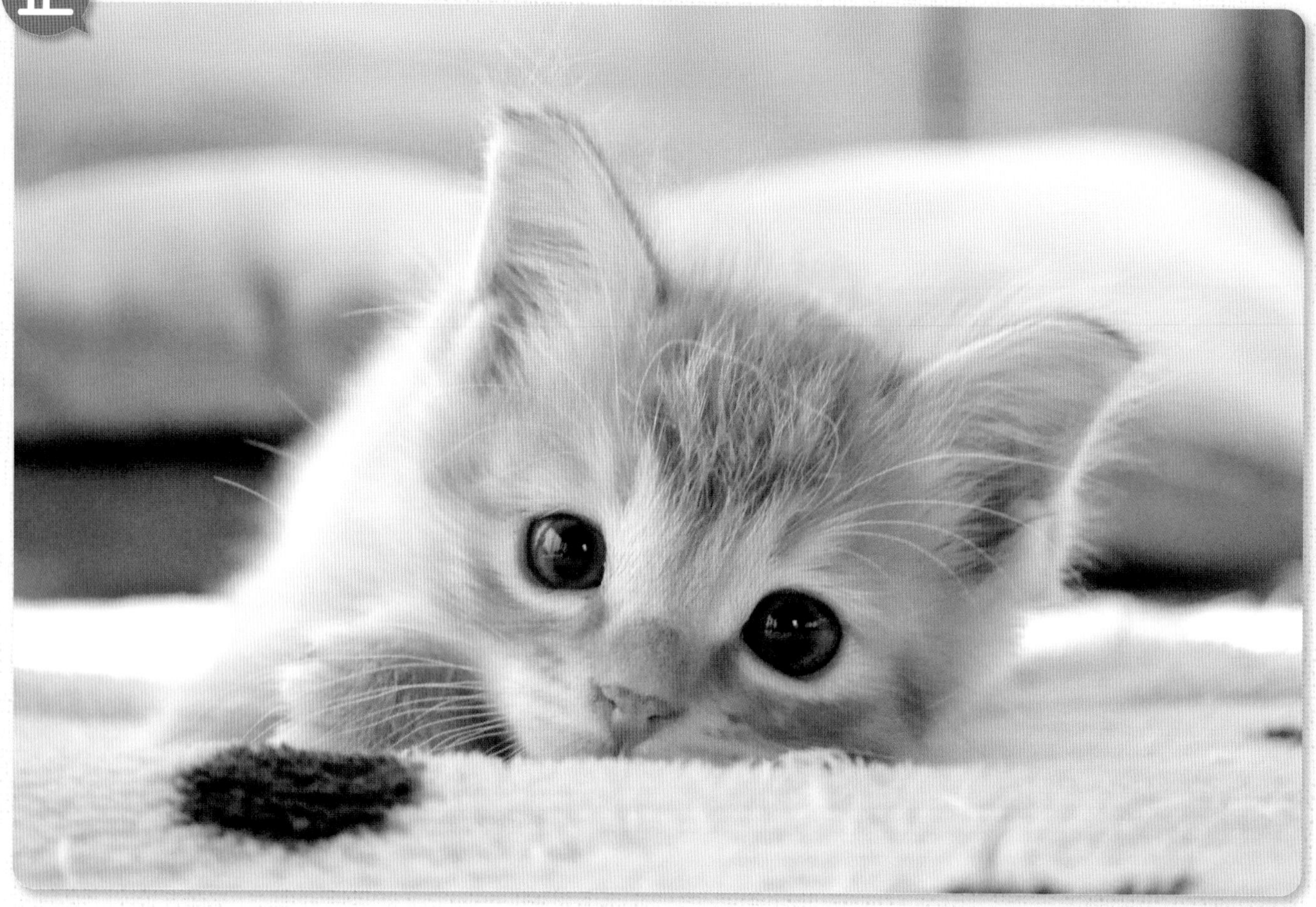

誤　まちがいは5つ。1分で探してにゃ。

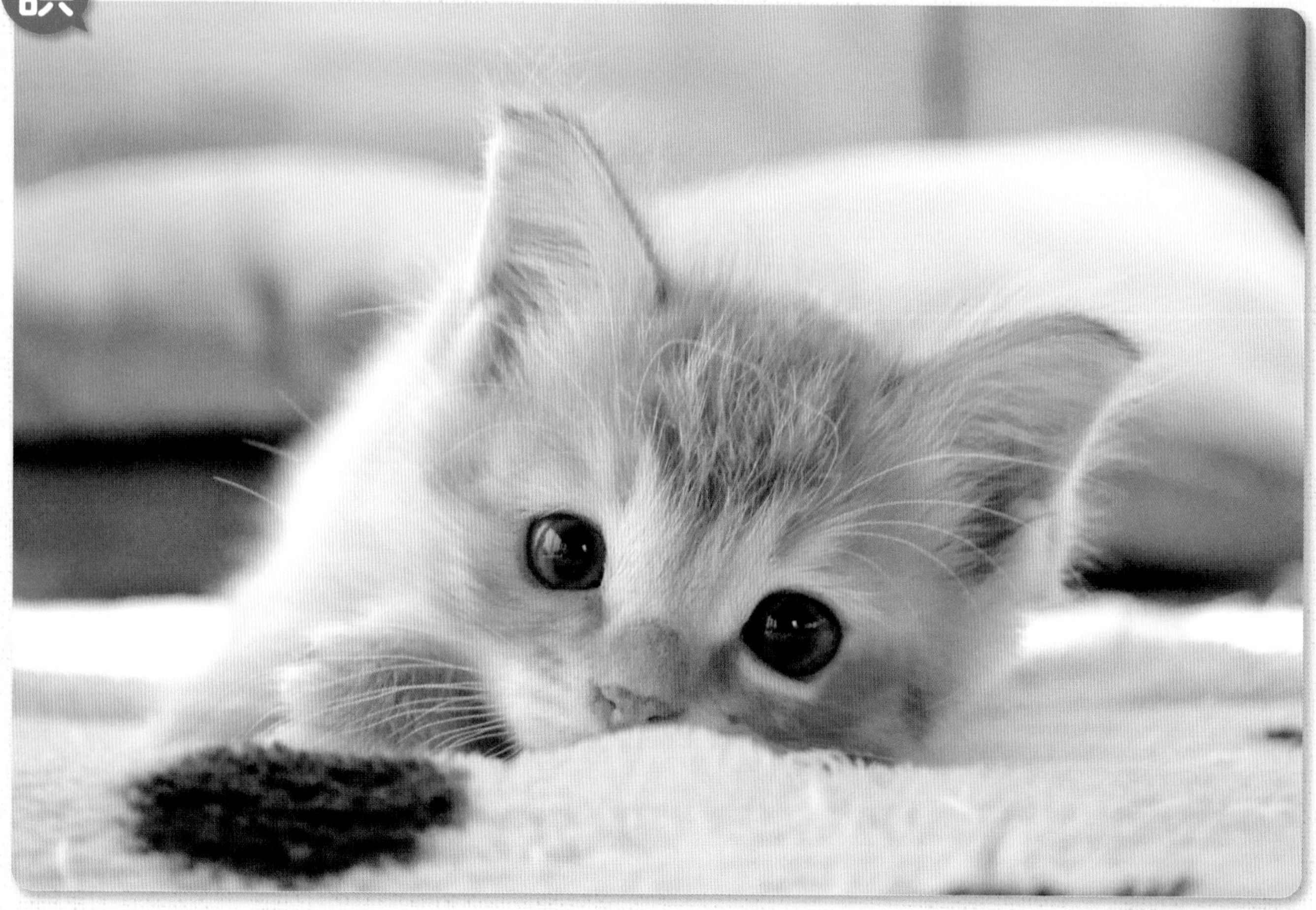

➡解答は65ページ

9 気が利くねこ

ママー。ここのネジ緩んでるから
ドライバー持ってきて

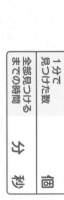

1分で見つけた数	個
全部見つけるまでの時間	分　秒

正

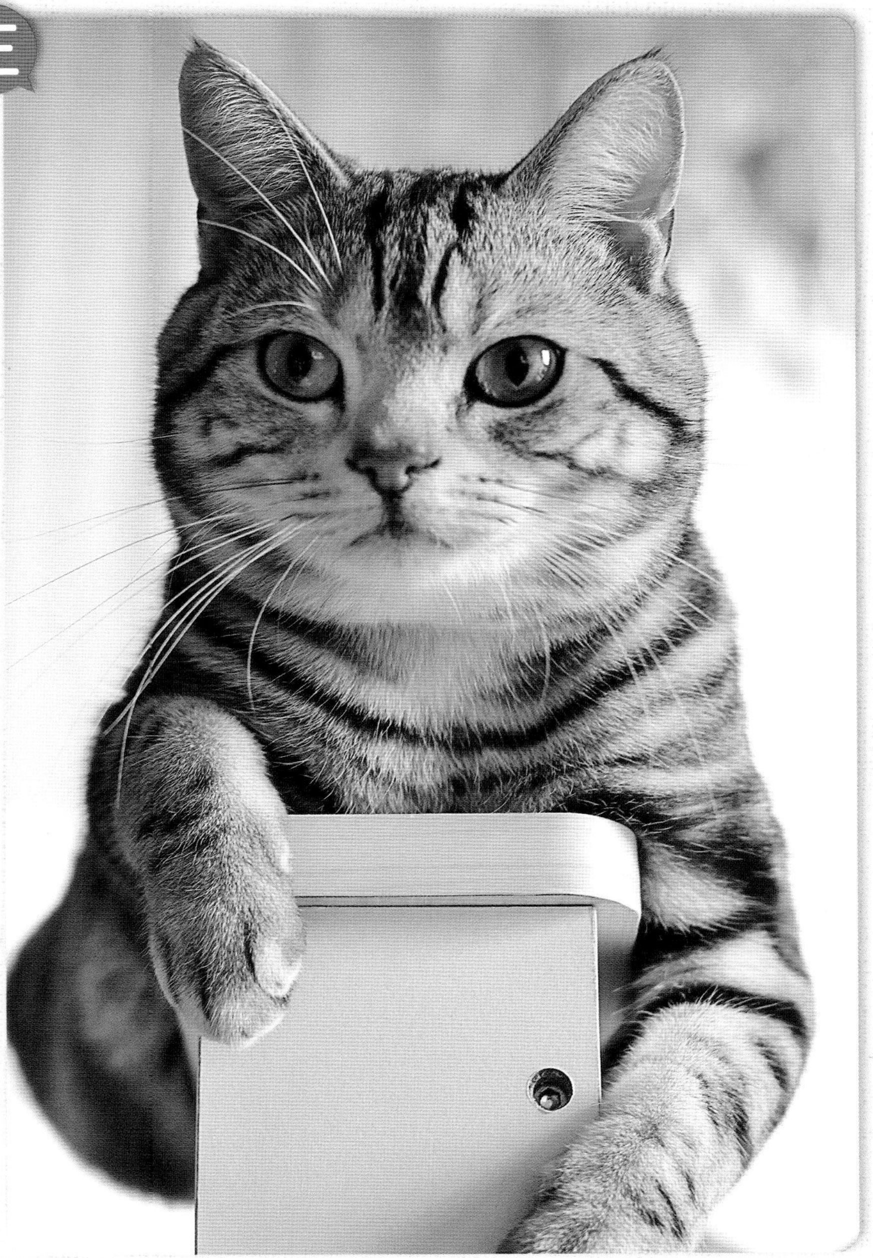

誤

まちがいは5つ。1分で探してにゃ。

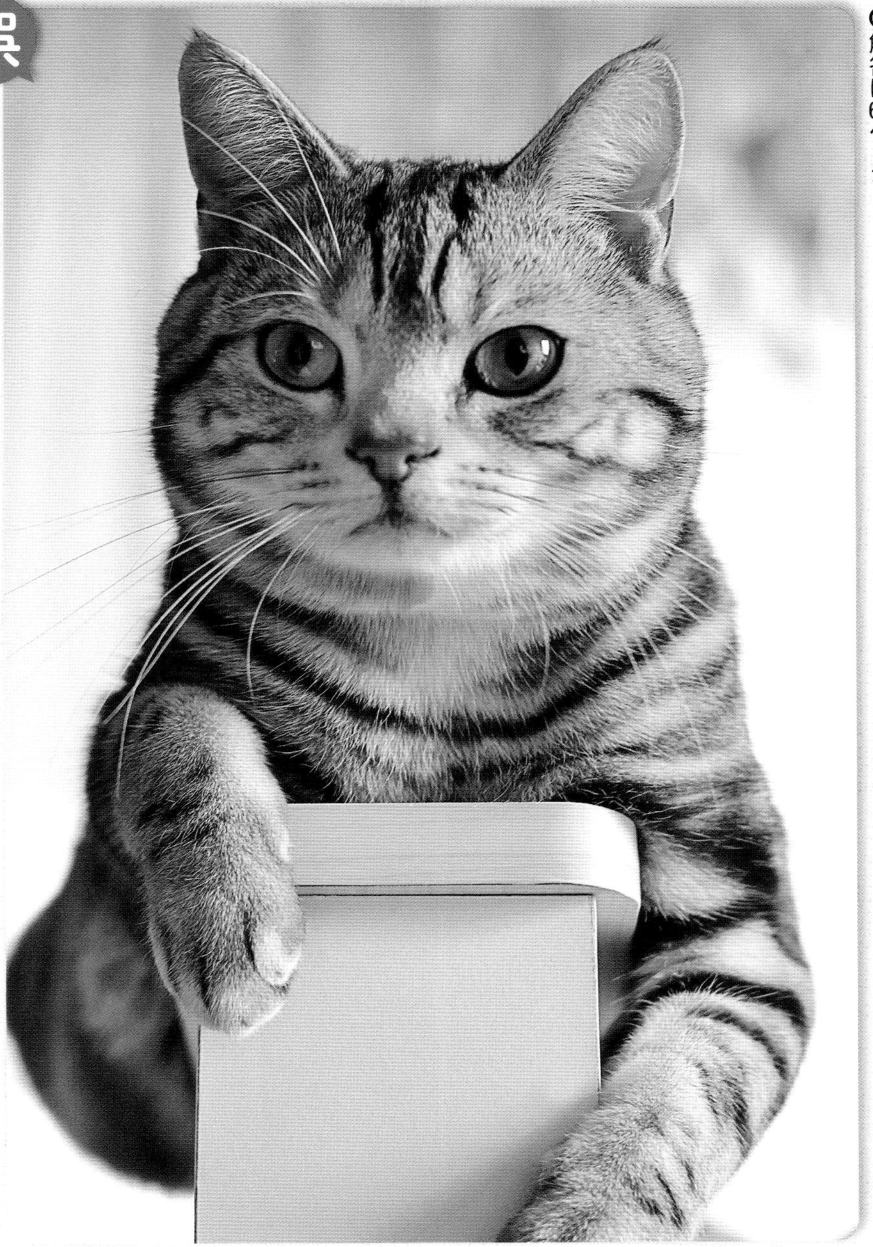

➡解答は65ページ

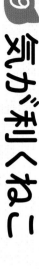

10 黒幕ねこ

ほう、よくここまで
たどりつけたな

1分で見つけた数	個	
全部見つけるまでの時間	分	秒

正

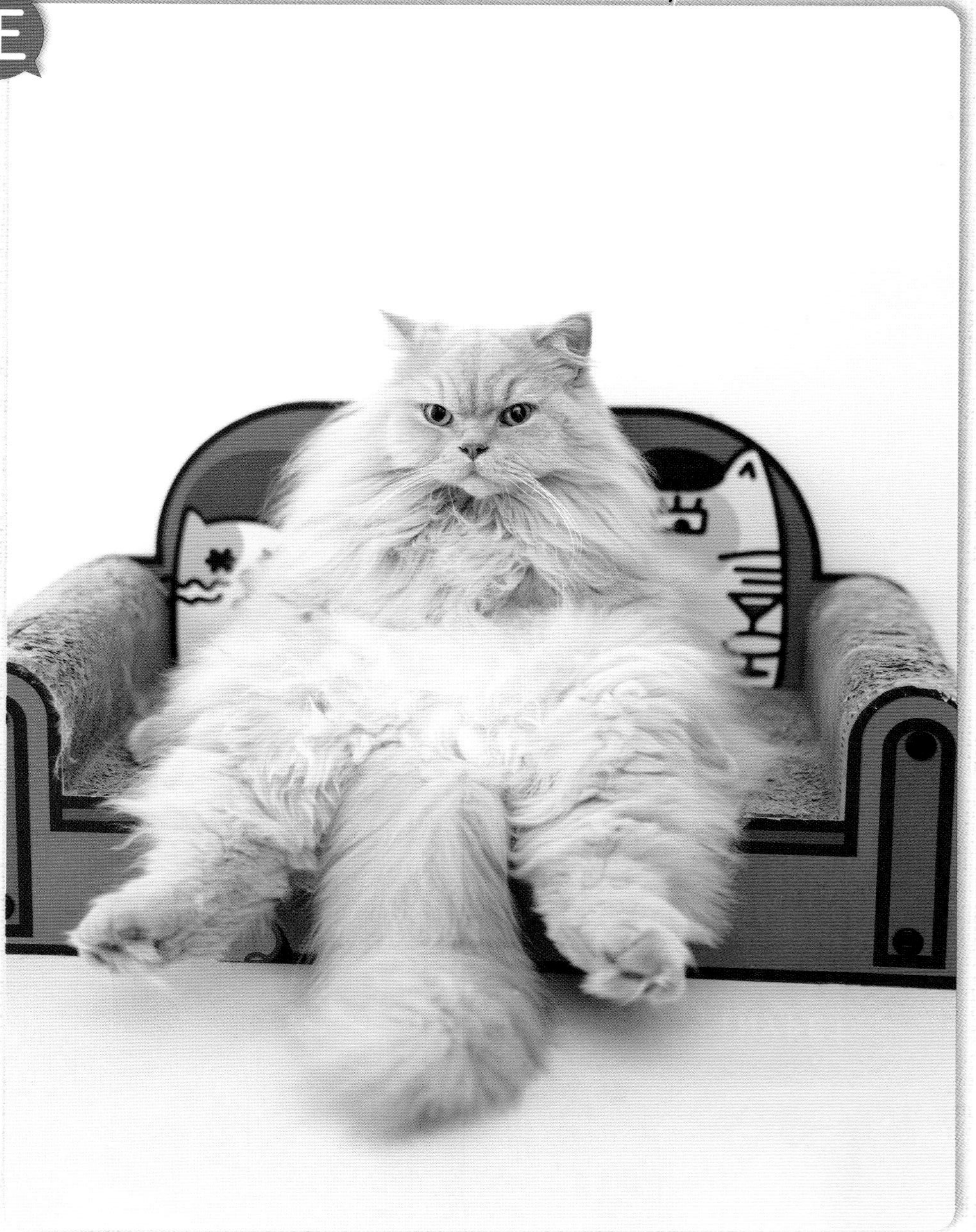

誤

まちがいは5つ。1分で探してにゃ。

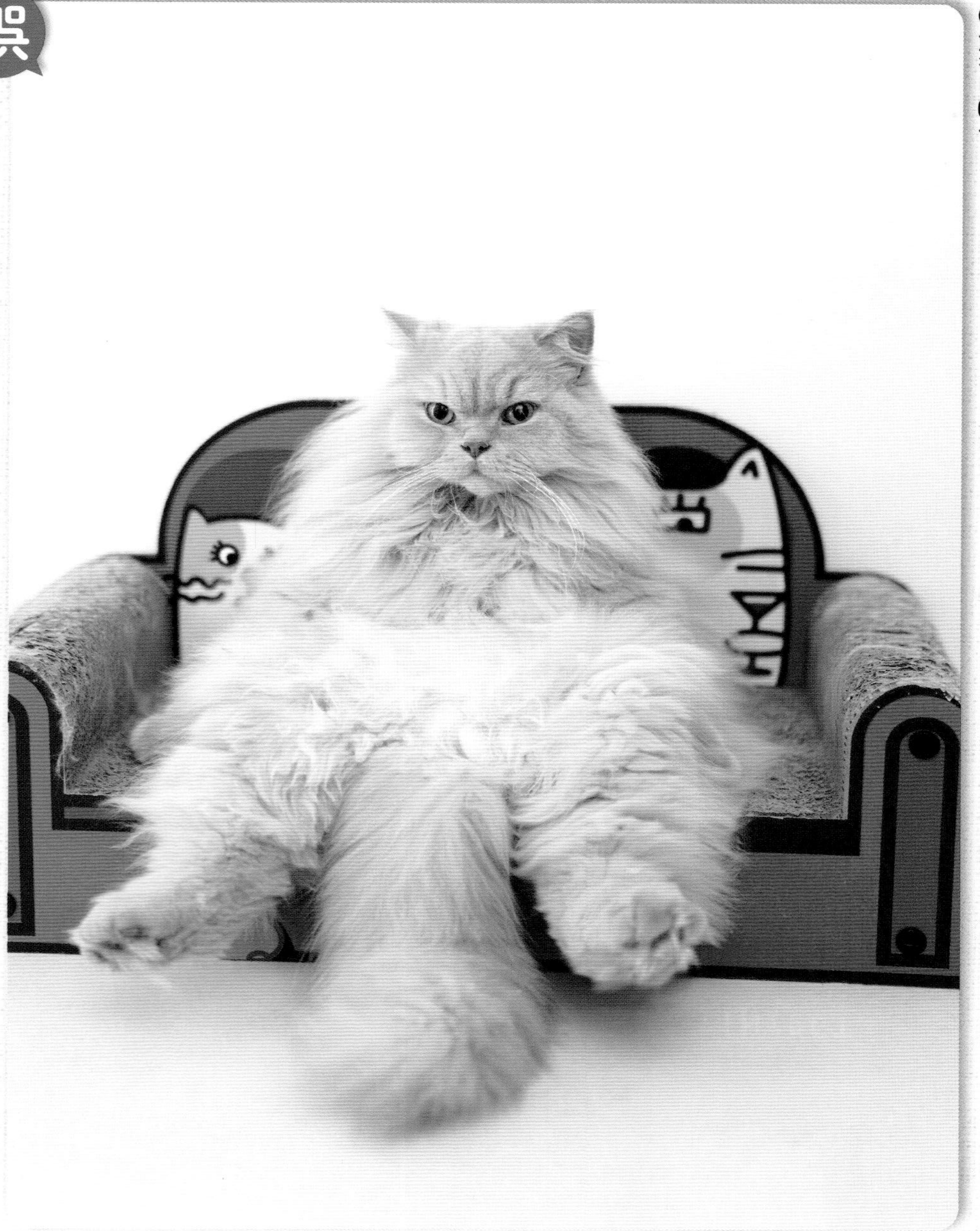

➡解答は65ページ

11 ベビーニャー

1分で見つけた数	個
全部見つけるまでの時間	分　秒

これ、
人間の赤ちゃんの
乗り物らしいぞ

かっこよすぎィ！

正

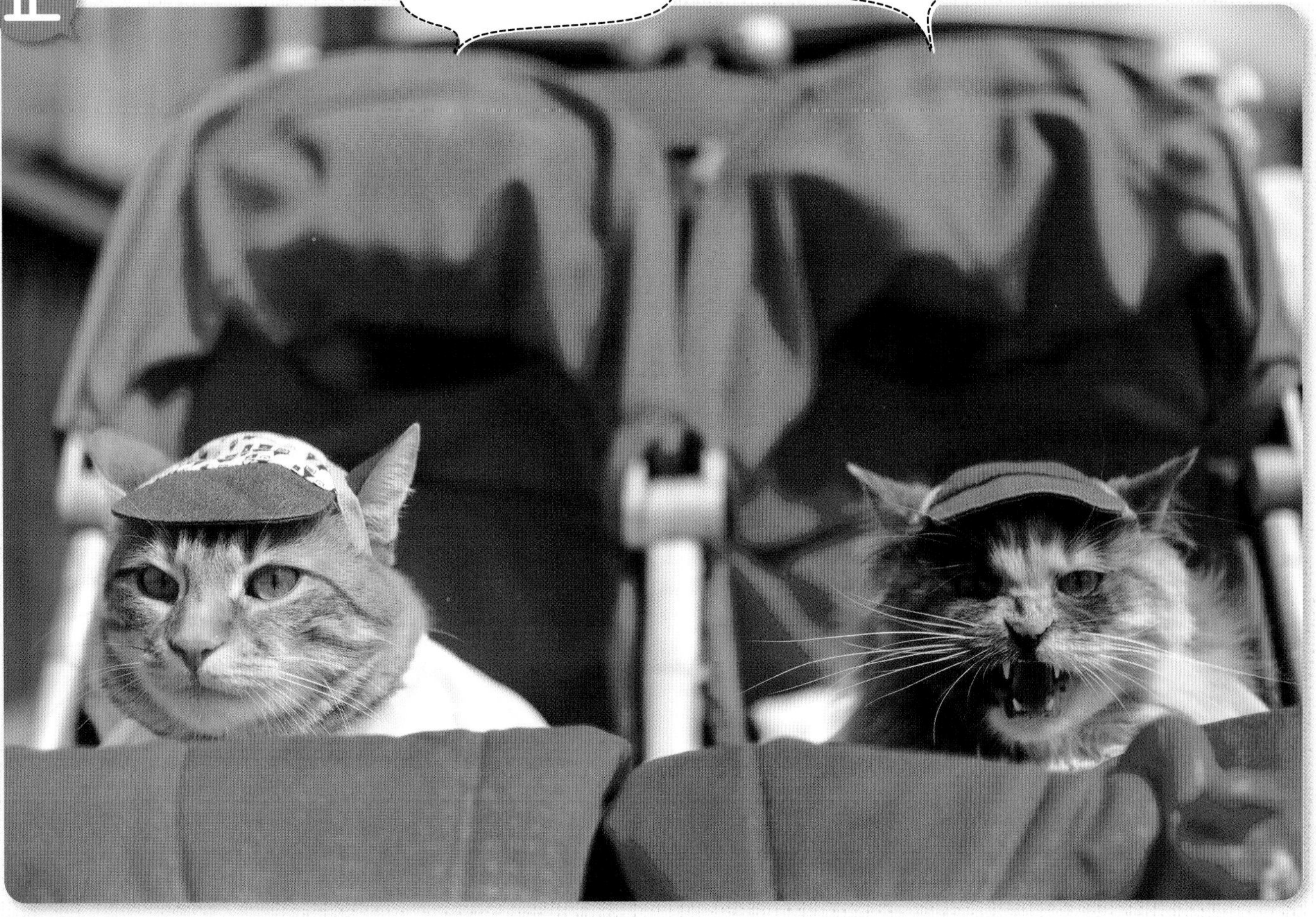

誤

まちがいは５つ。１分で探してにゃ。

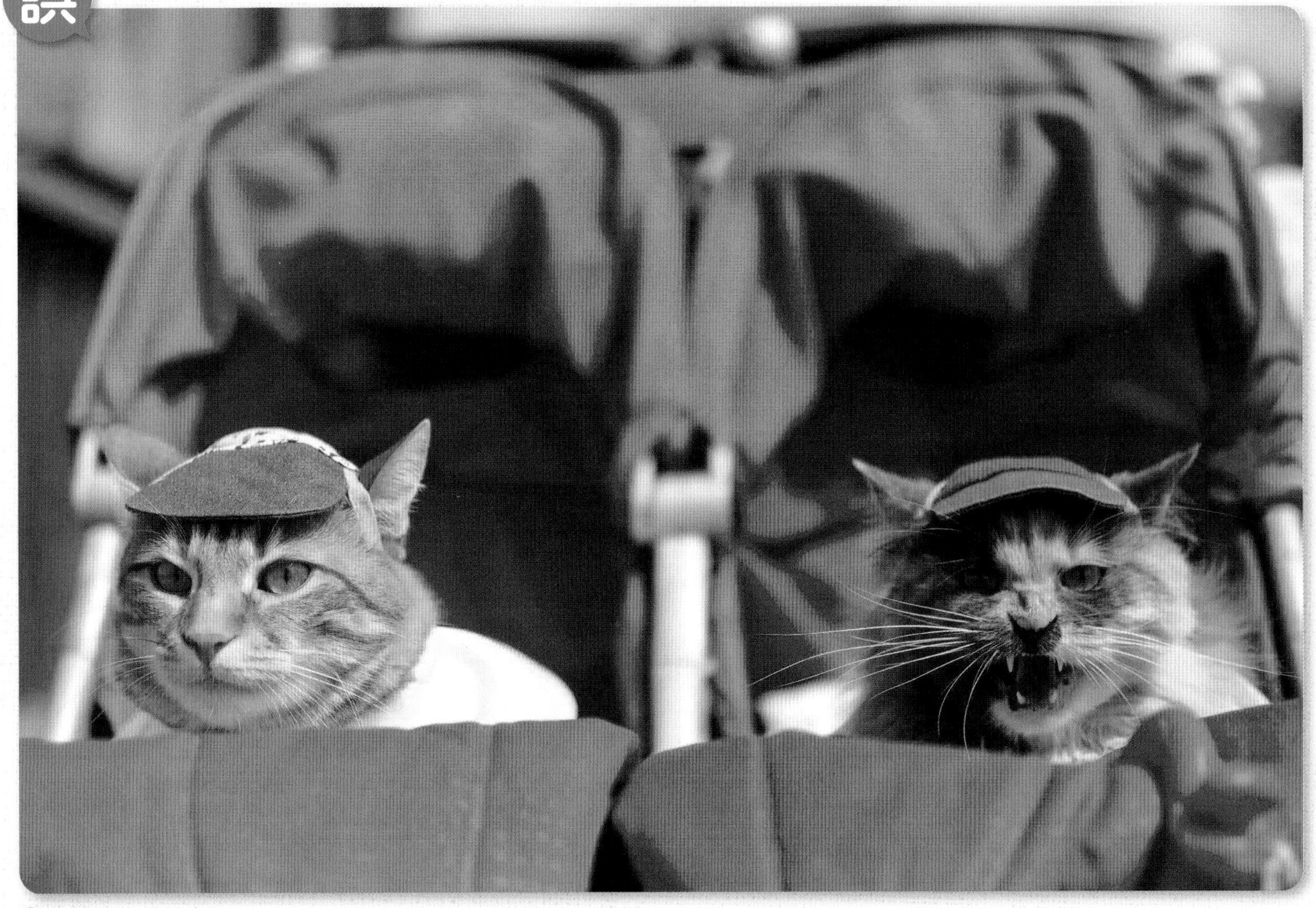

➡解答は65ページ

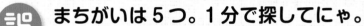

12 ダイコンねこ

おみそ汁の具材悩んでたら、
頭からダイコン生えてきたにゃ

1分で見つけた数		個
全部見つけるまでの時間	分	秒

正

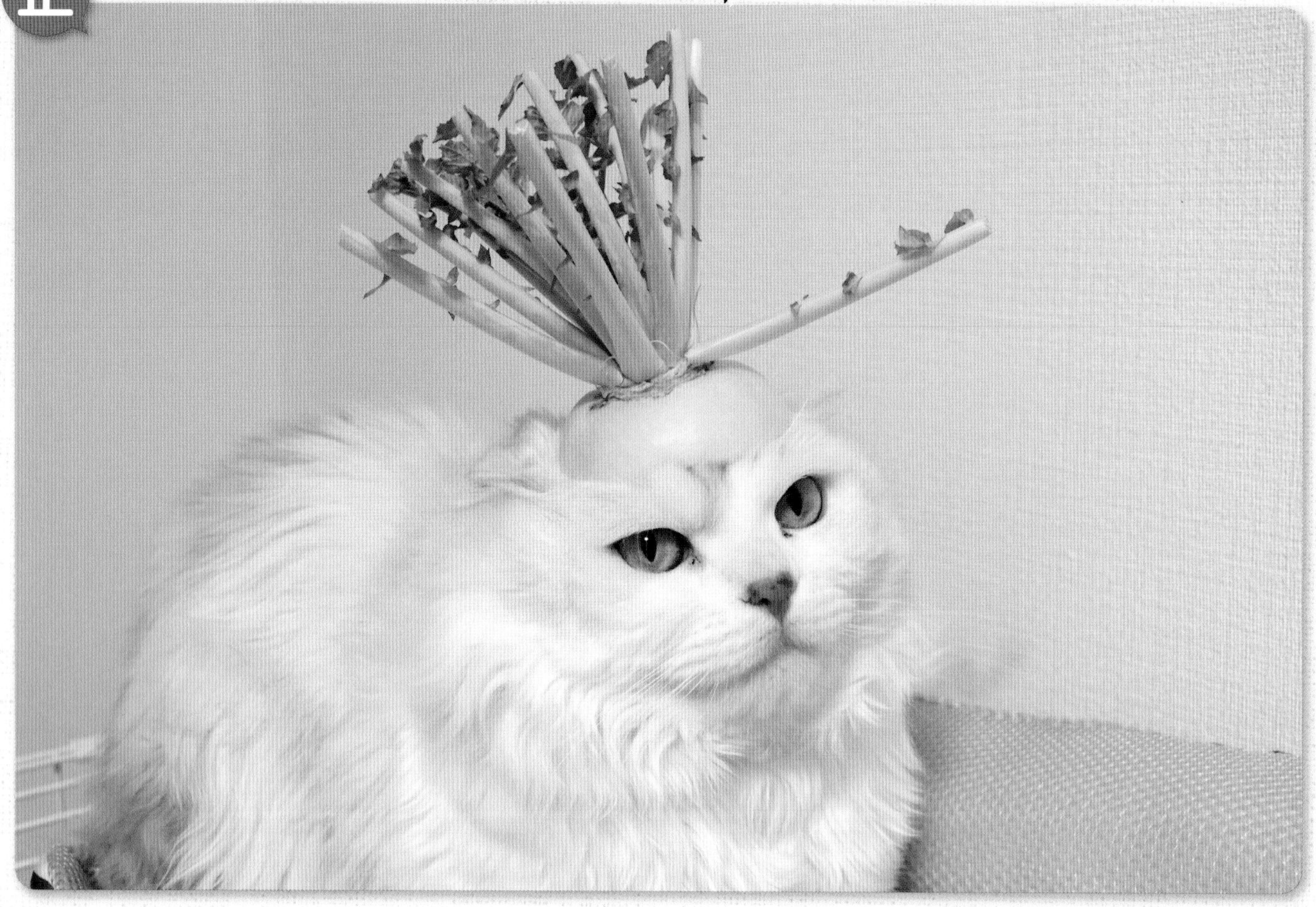

誤 まちがいは５つ。１分で探してにゃ。

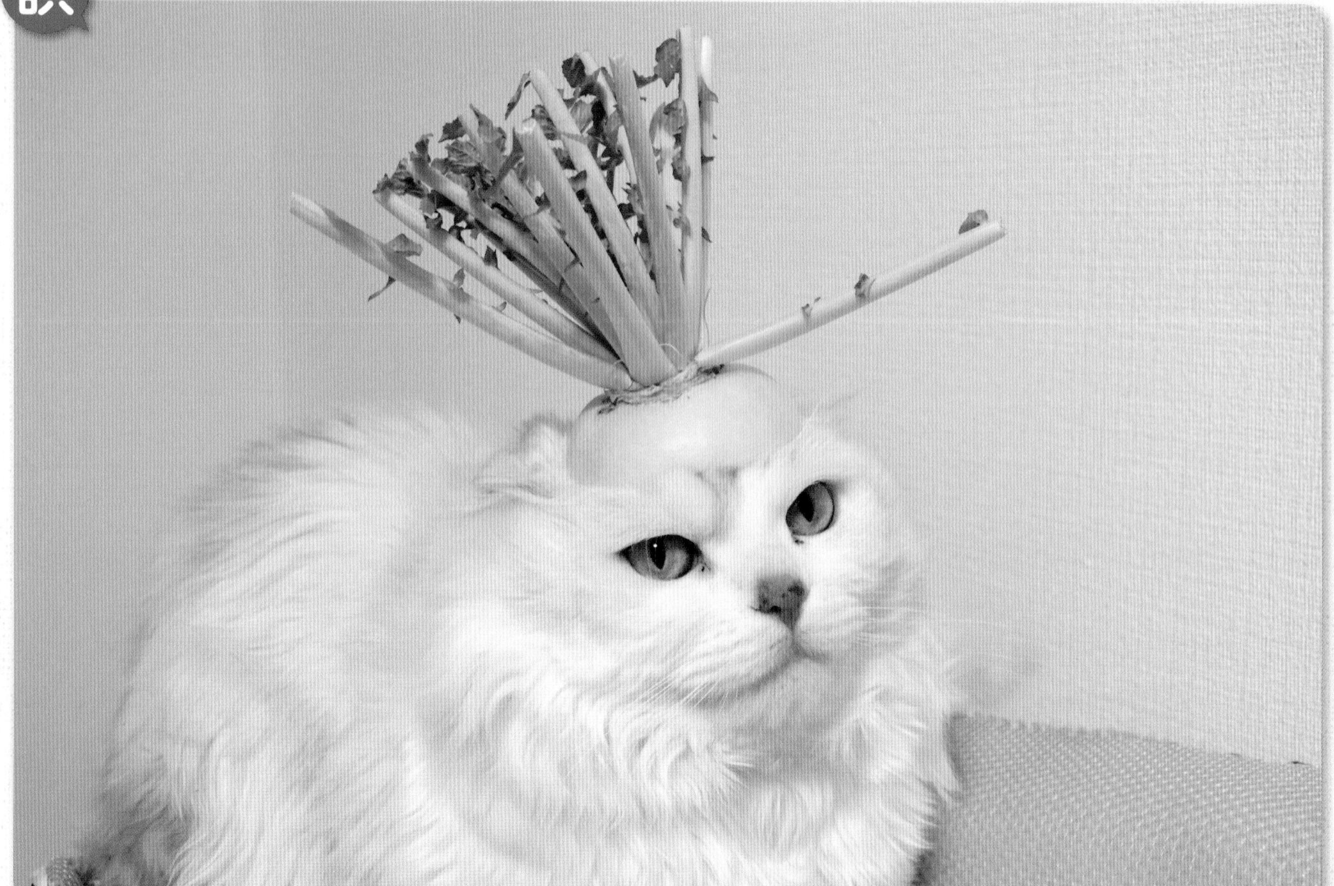

➡解答は65ページ

13 物価高ねこ

なに。ついに
コタツに入るのにも
入場料がかかる？

1分で見つけた数		個
全部見つけるまでの時間	分	秒

正

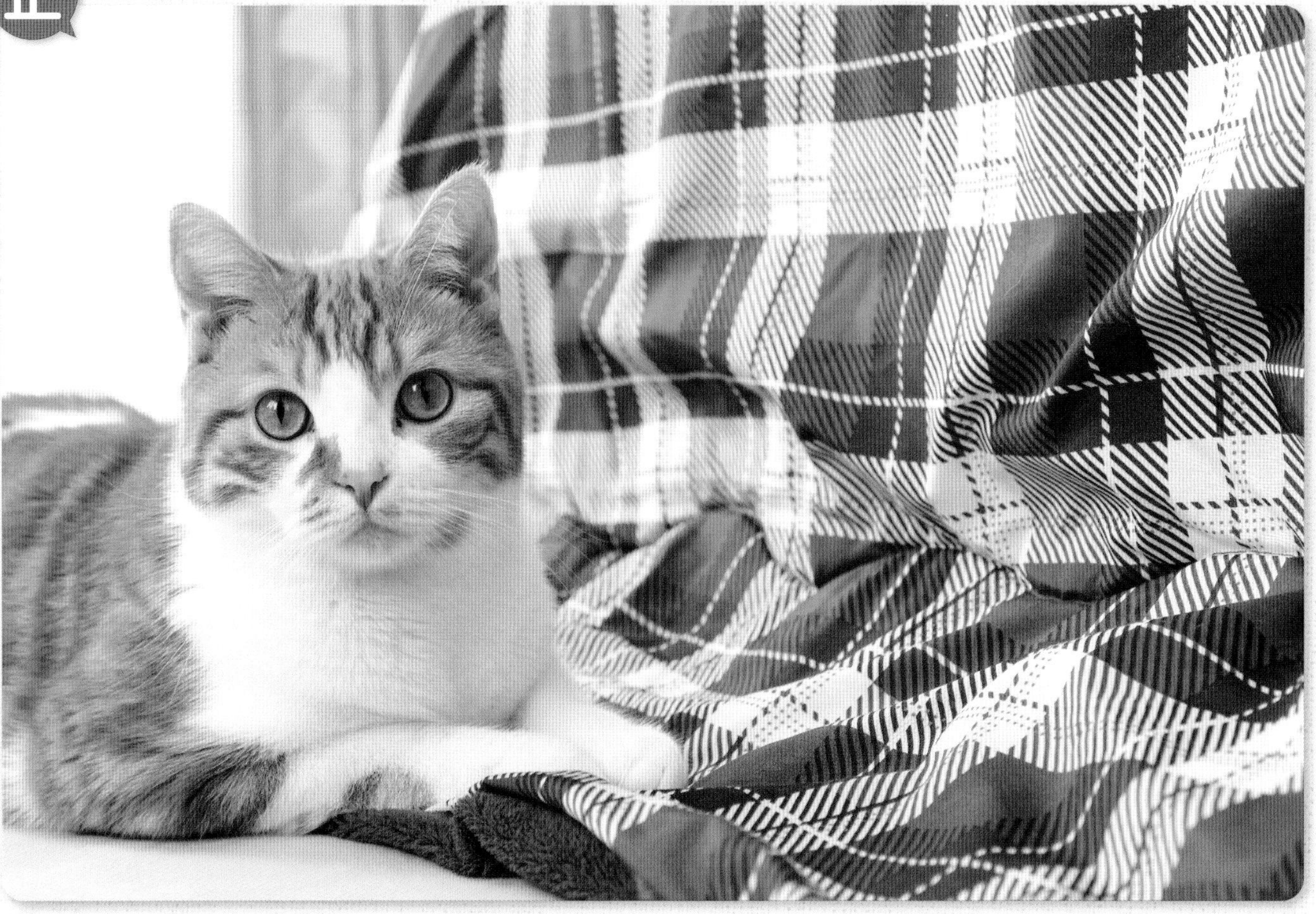

誤 まちがいは５つ。１分で探してにゃ。

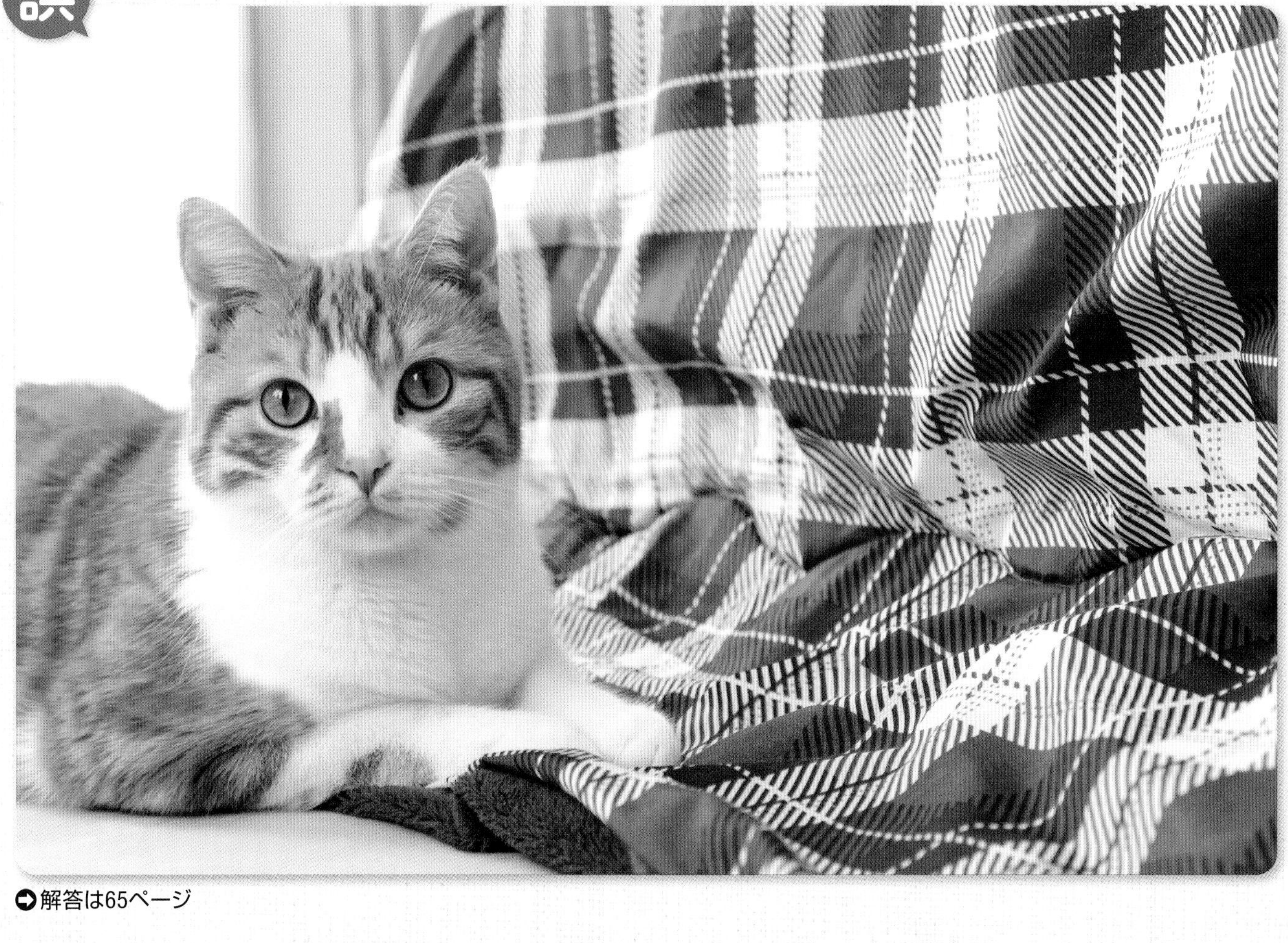

➡解答は65ページ

14 宝ものねこ

今日もらったおもちゃは
ここに隠しておこうっと

1分で見つけた数	個
全部見つけるまでの時間	分　秒

正

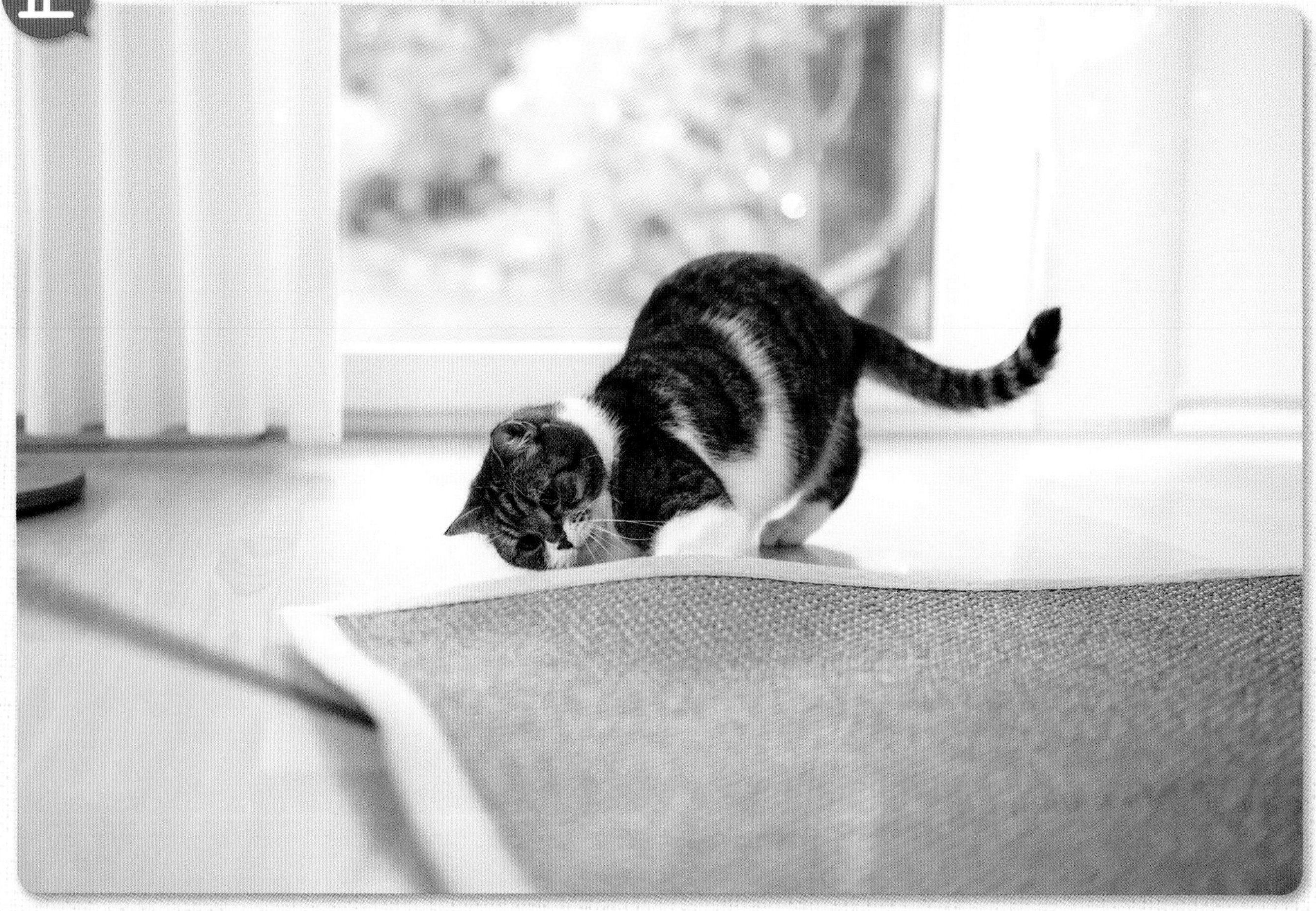

誤　まちがいは５つ。１分で探してにゃ。

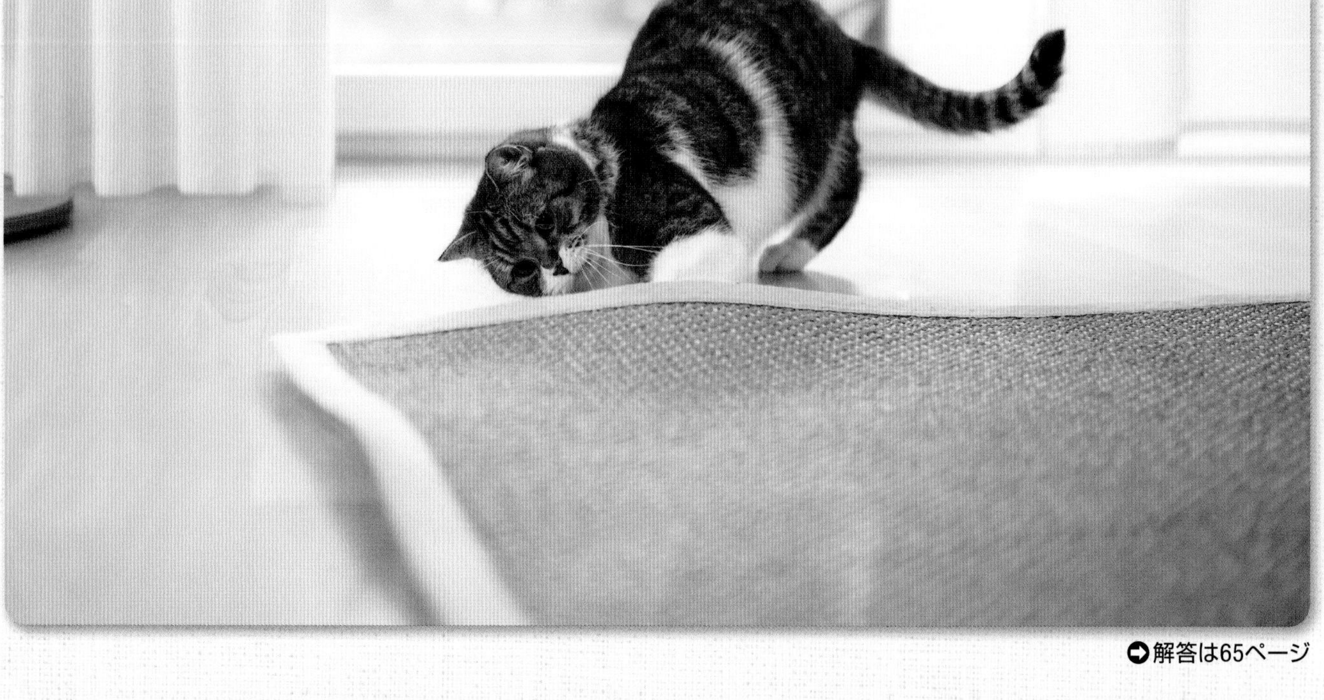

➡解答は65ページ

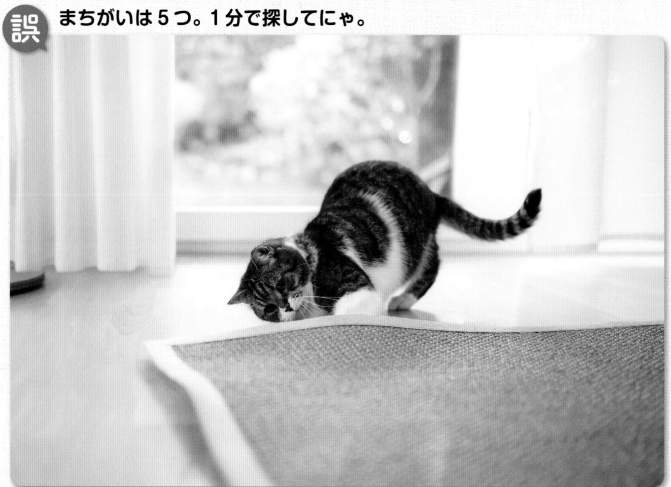

15 一大事ねこ

この患者さん
心臓の音が
しない…!?

当たり前にゃ

1分で見つけた数	個
全部見つけるまでの時間	分　秒

正

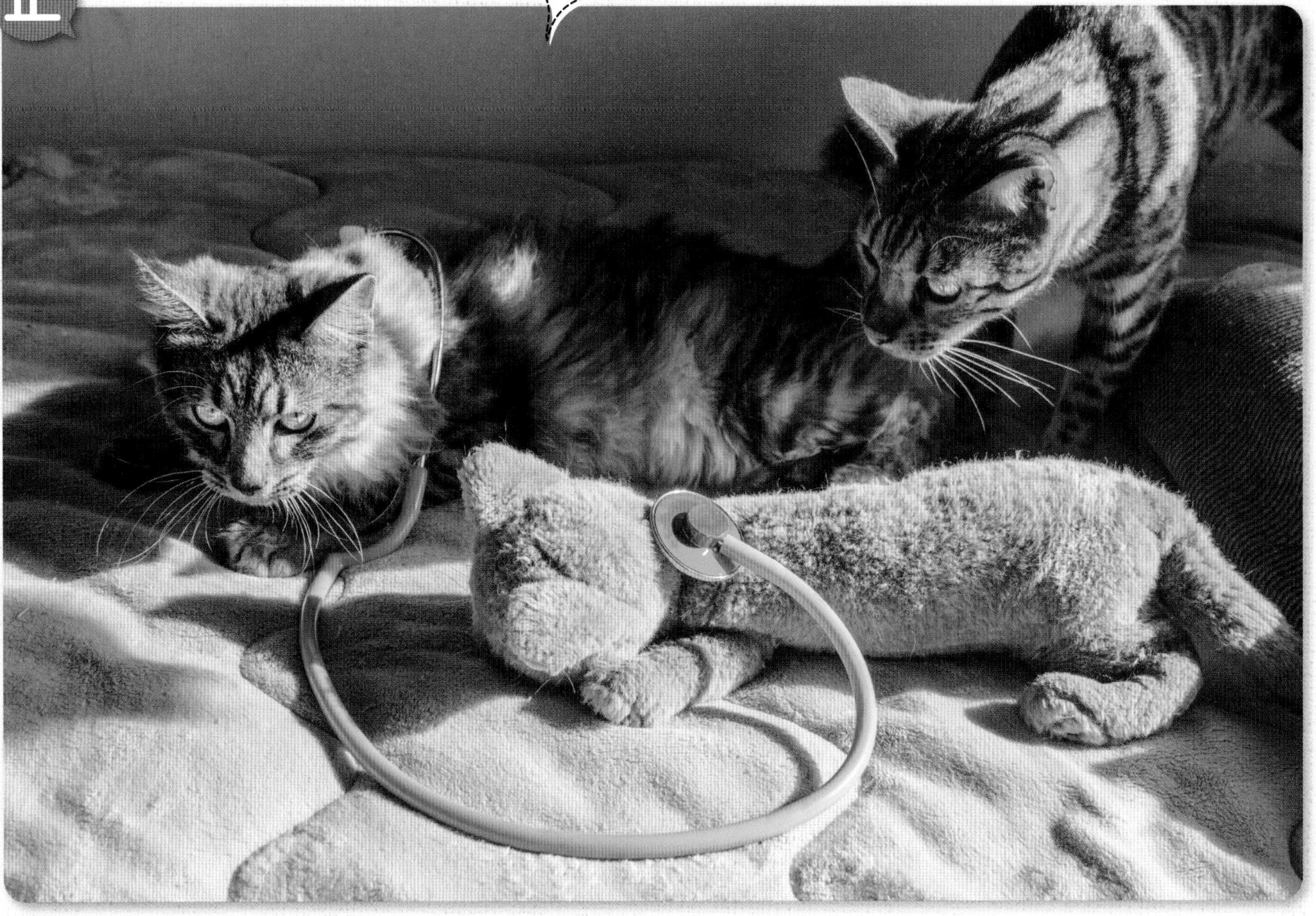

誤

まちがいは５つ。１分で探してにゃ。

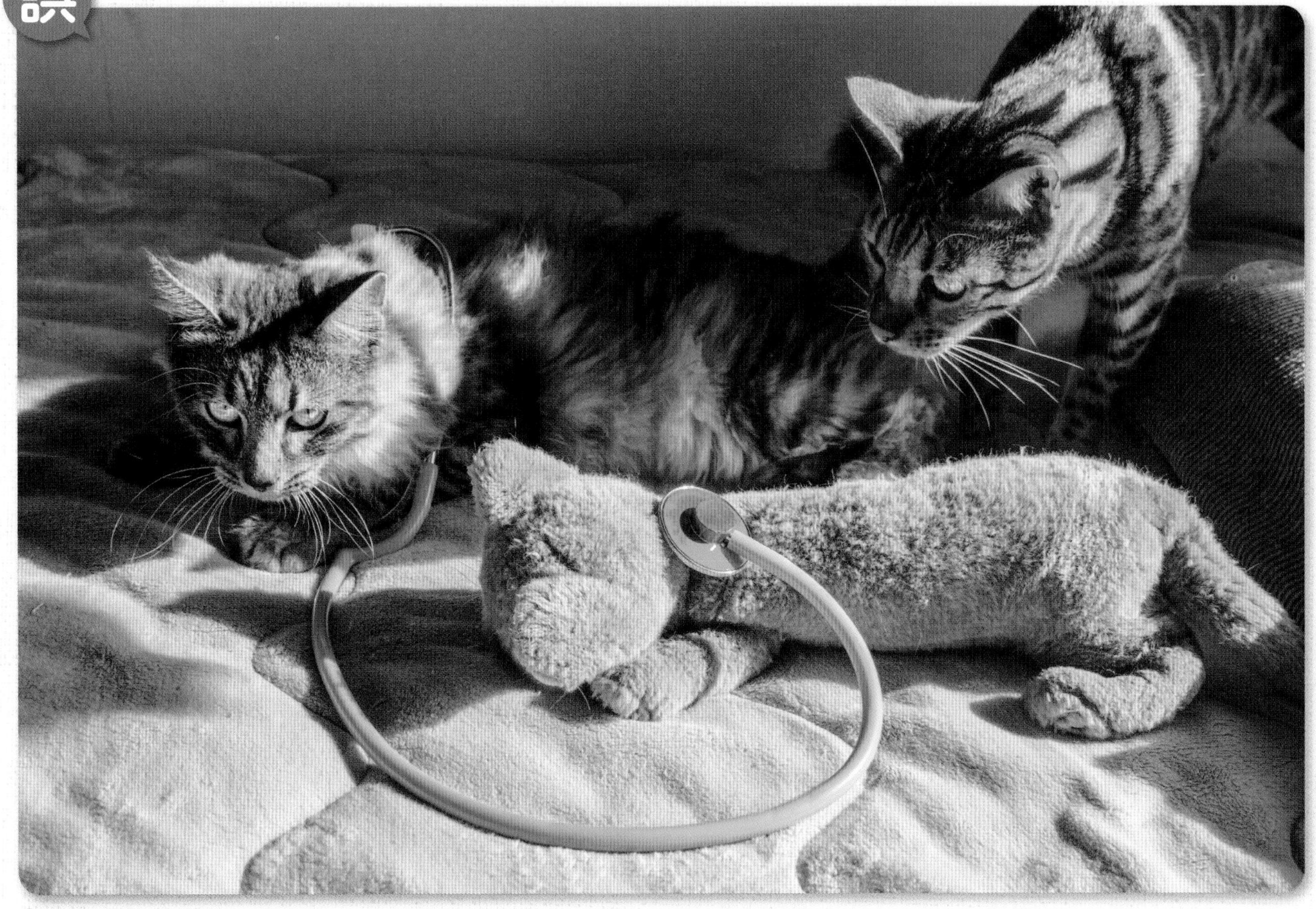

➡解答は66ページ

16 おかゆいところがあるねこ

ここですか？

そこですぅ

1分で見つけた数	個
全部見つけるまでの時間	分　秒

正

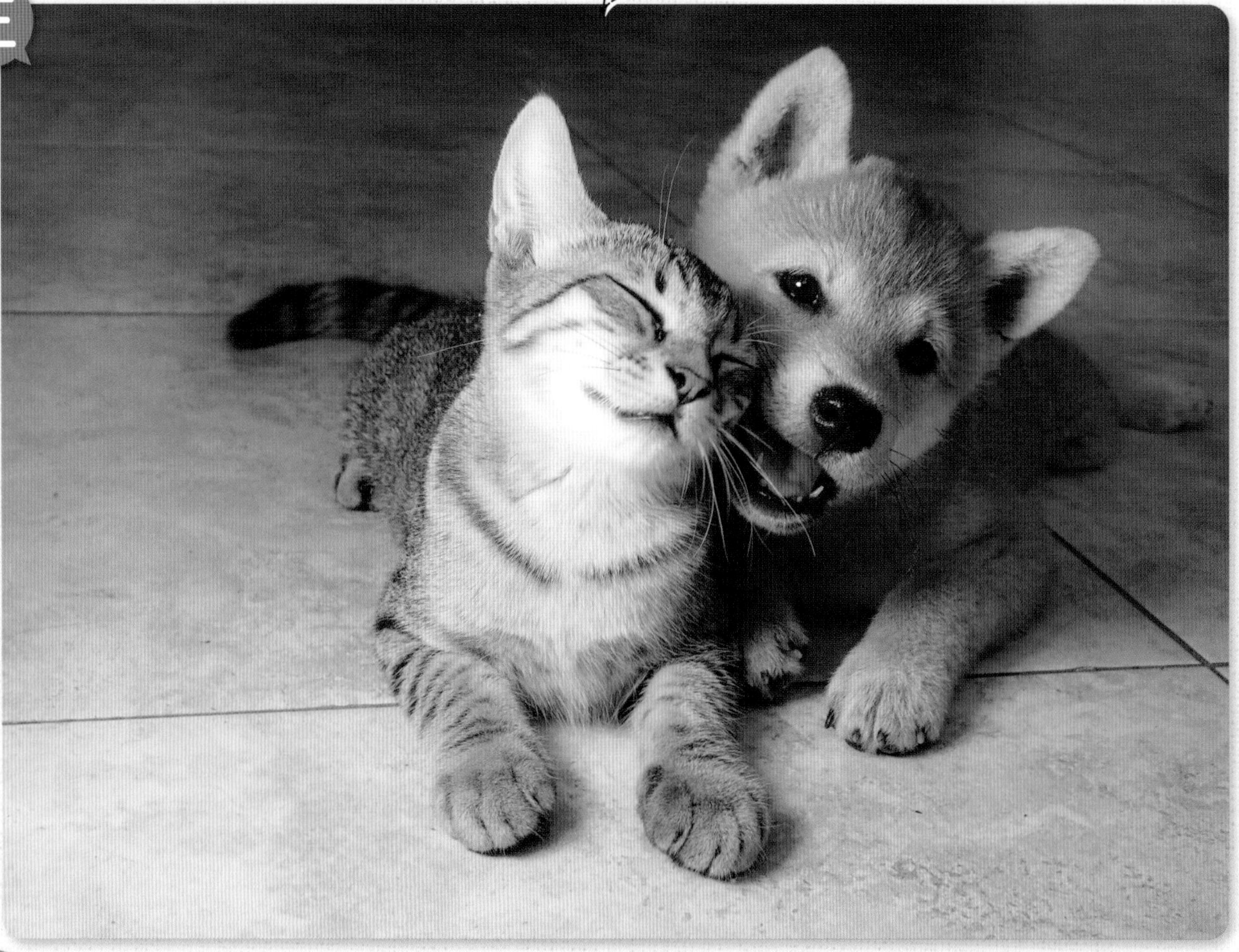

誤

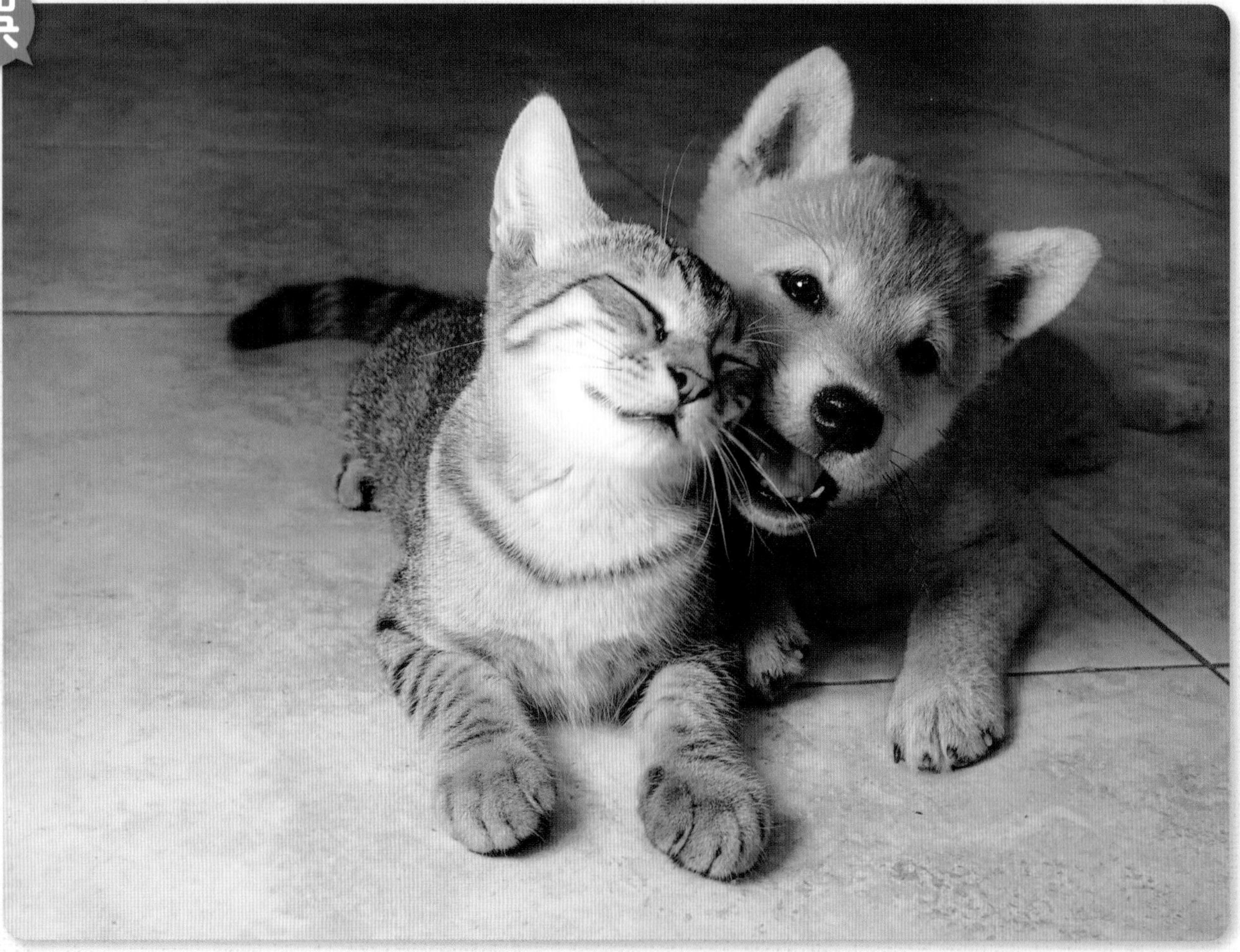

まちがいは5つ。1分で探してにゃ。

➡解答は66ページ

17 そろそろねこ

ねこ太くんばっかり
うさぎちゃんと遊んでずるい！
ボクも遊びたいっ

1分で見つけた数	個
全部見つけるまでの時間	分　秒

正

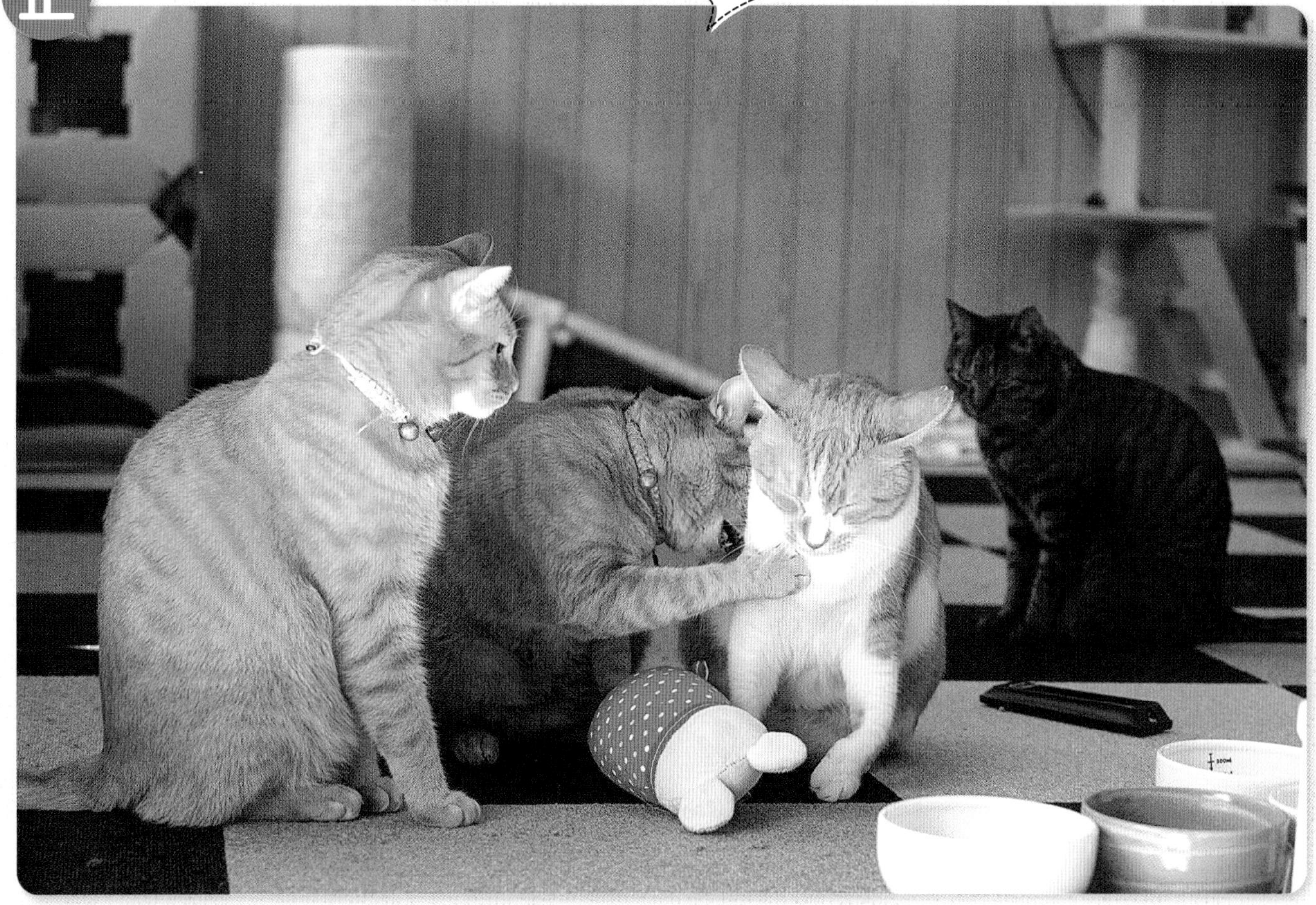

誤　まちがいは5つ。1分で探してにゃ。

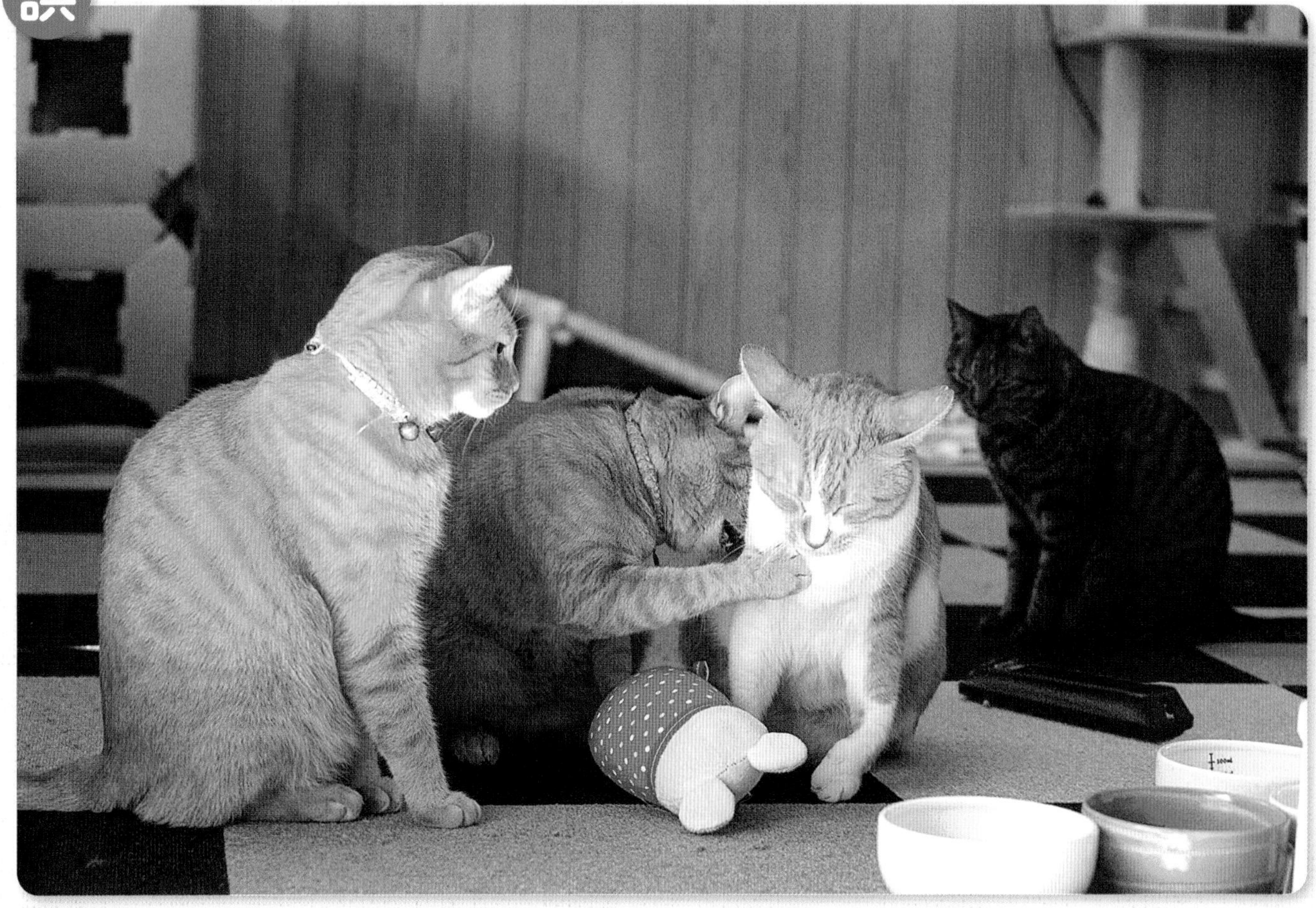

➡解答は66ページ

18 本の妖精ねこ

お探しの本は
これでちゅか？

1分で見つけた数	個
全部見つけるまでの時間	分　秒

正

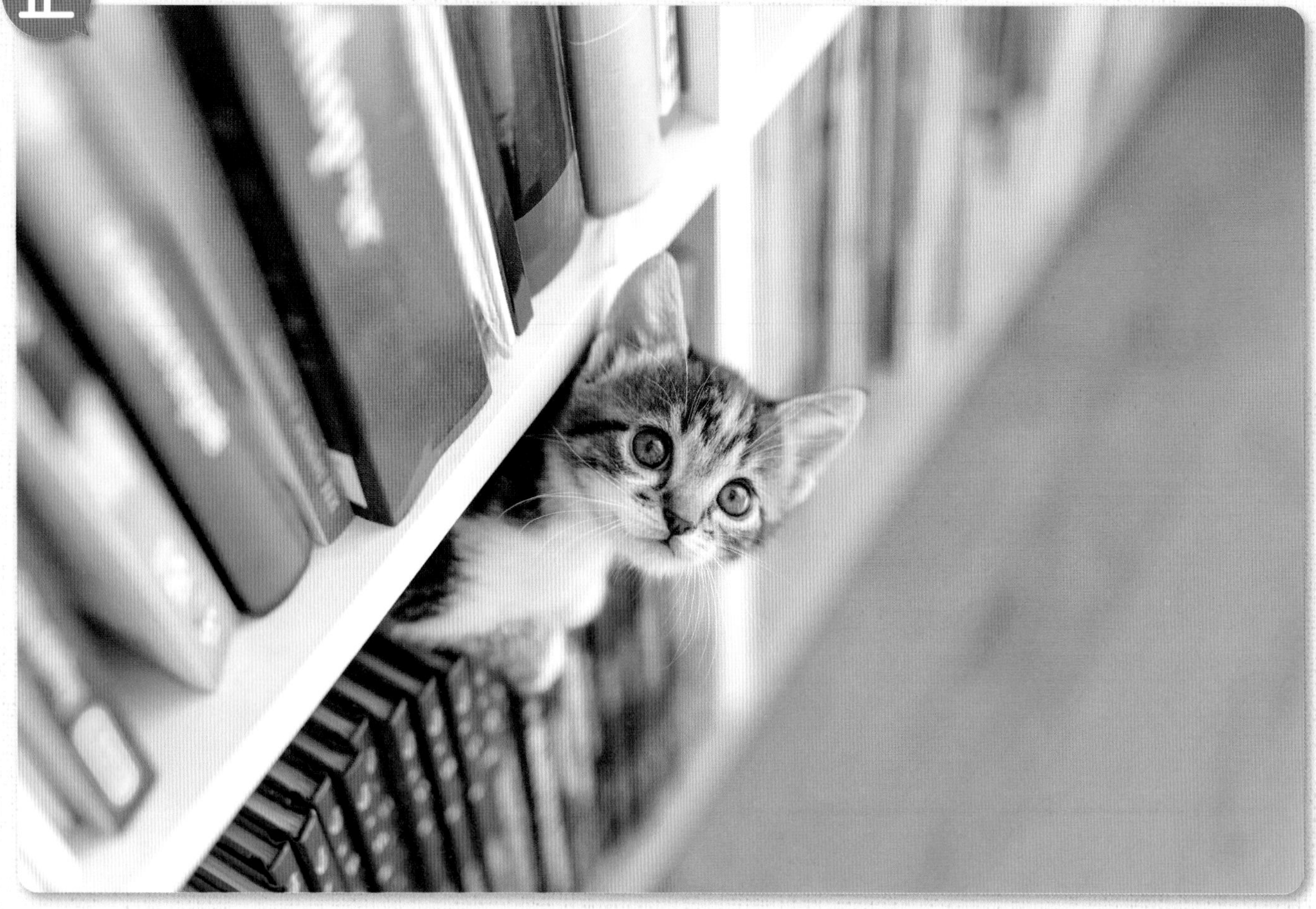

誤

まちがいは５つ。１分で探してにゃ。

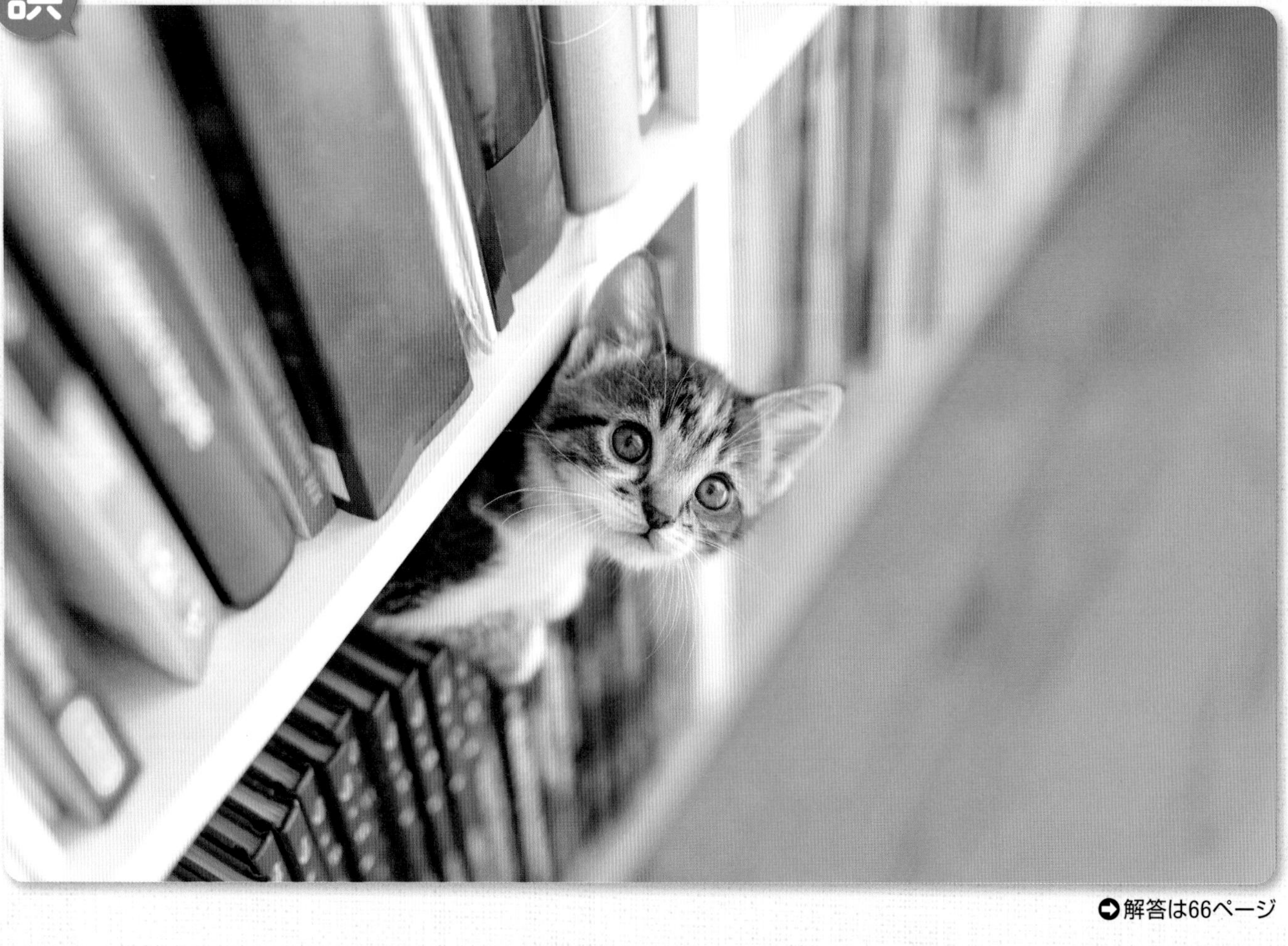

➡解答は66ページ

19 ごきげんにゃんこ

ハッピー！
ハッピー！
ハーッピー!!

1分で見つけた数	個
全部見つけるまでの時間	分　秒

正

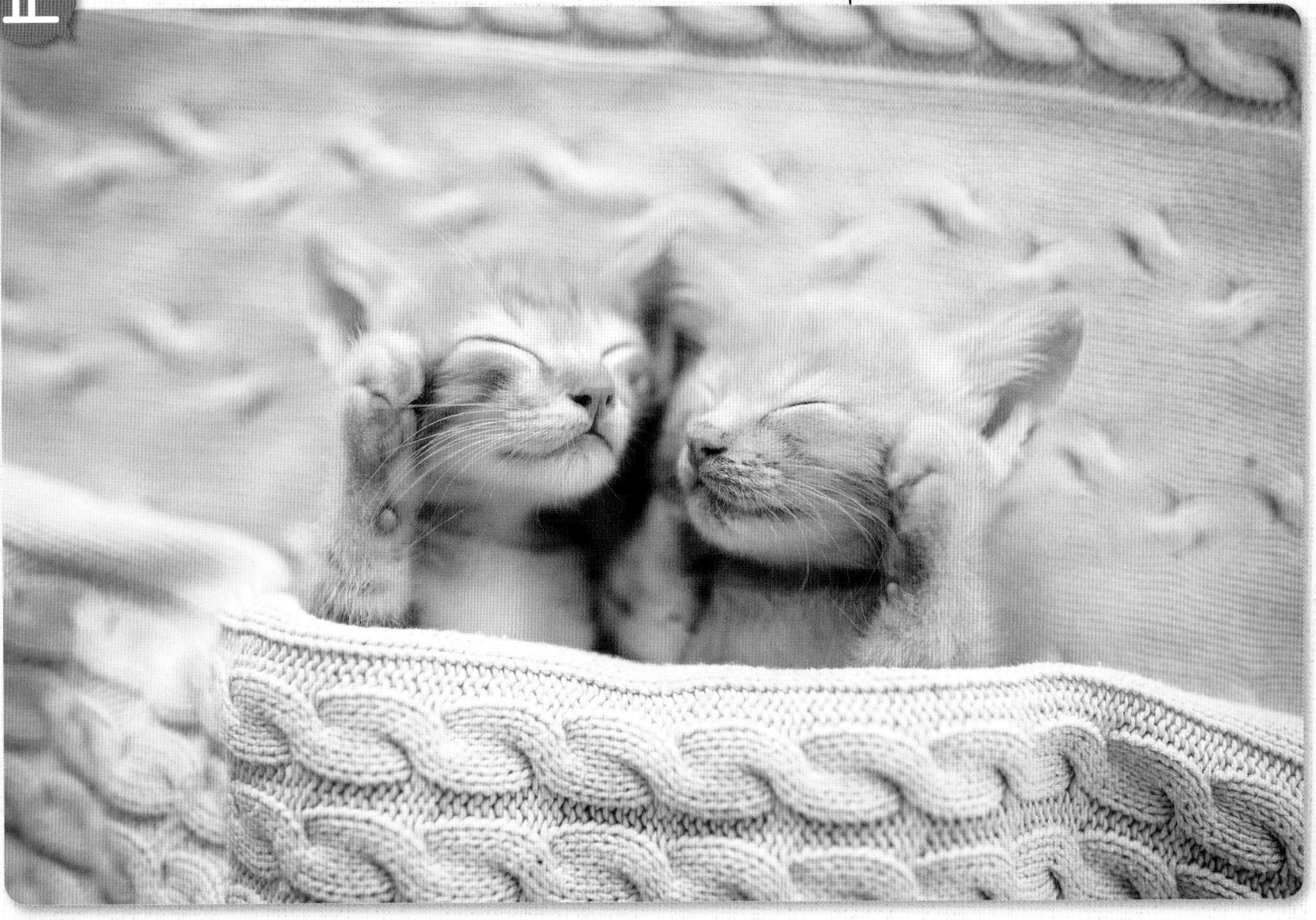

誤

まちがいは５つ。１分で探してにゃ。

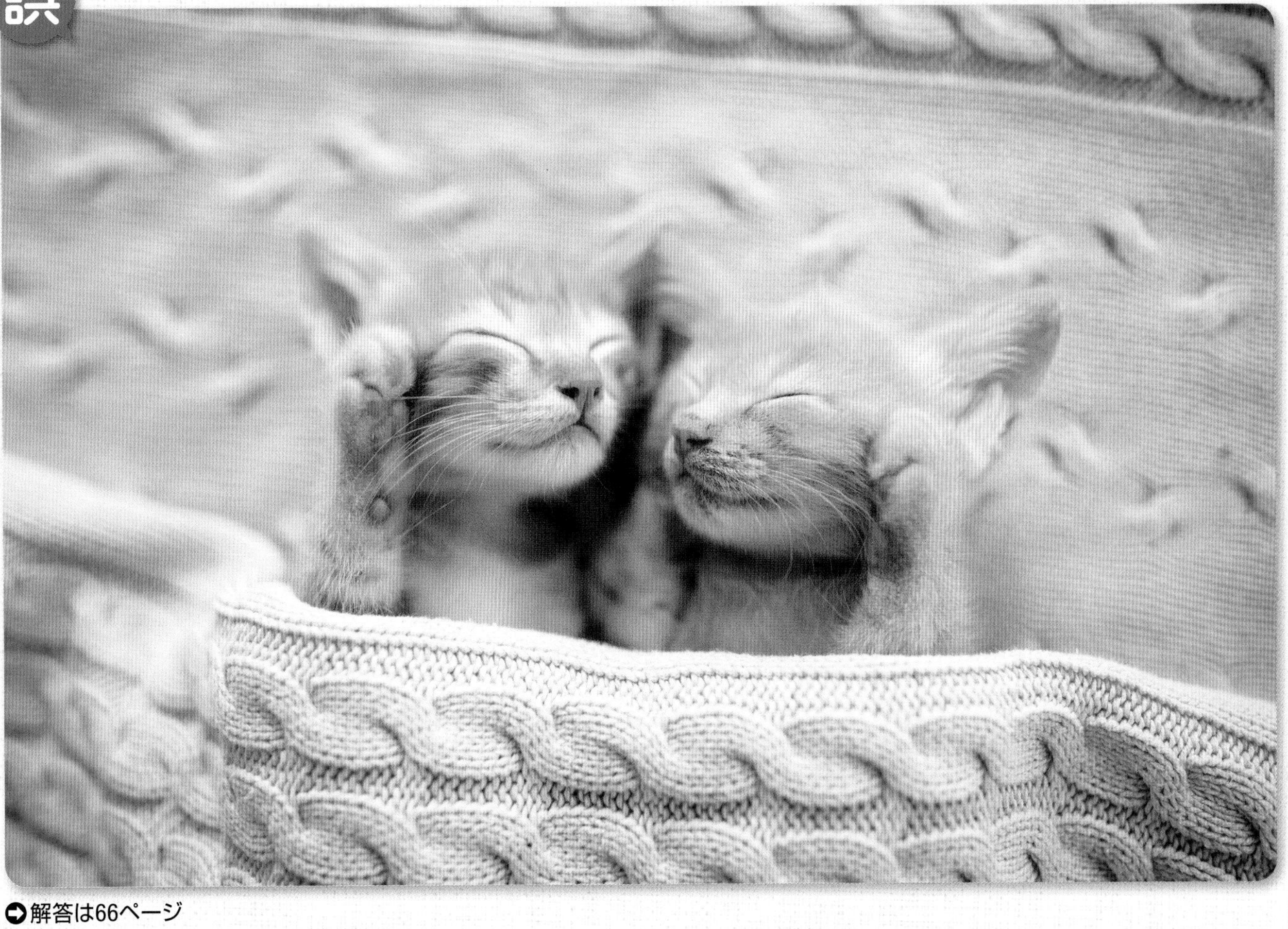

➡解答は66ページ

20 天まで届けねこ

1分で見つけた数		個
全部見つけるまでの時間	分	秒

正

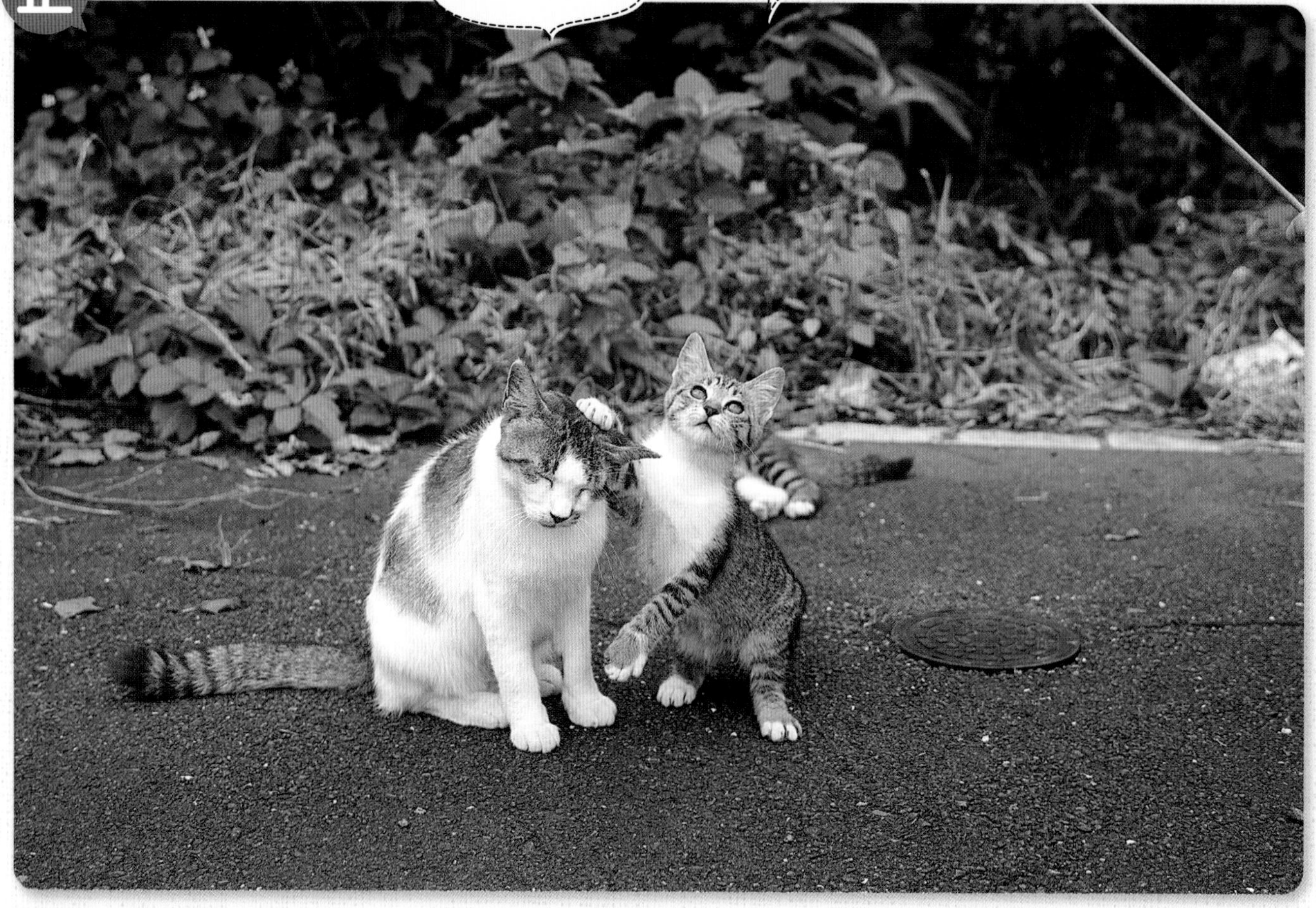
またやるの～
あの枝まで
ジャンプするから
台になるにゃ

誤 まちがいは5つ。1分で探してにゃ。

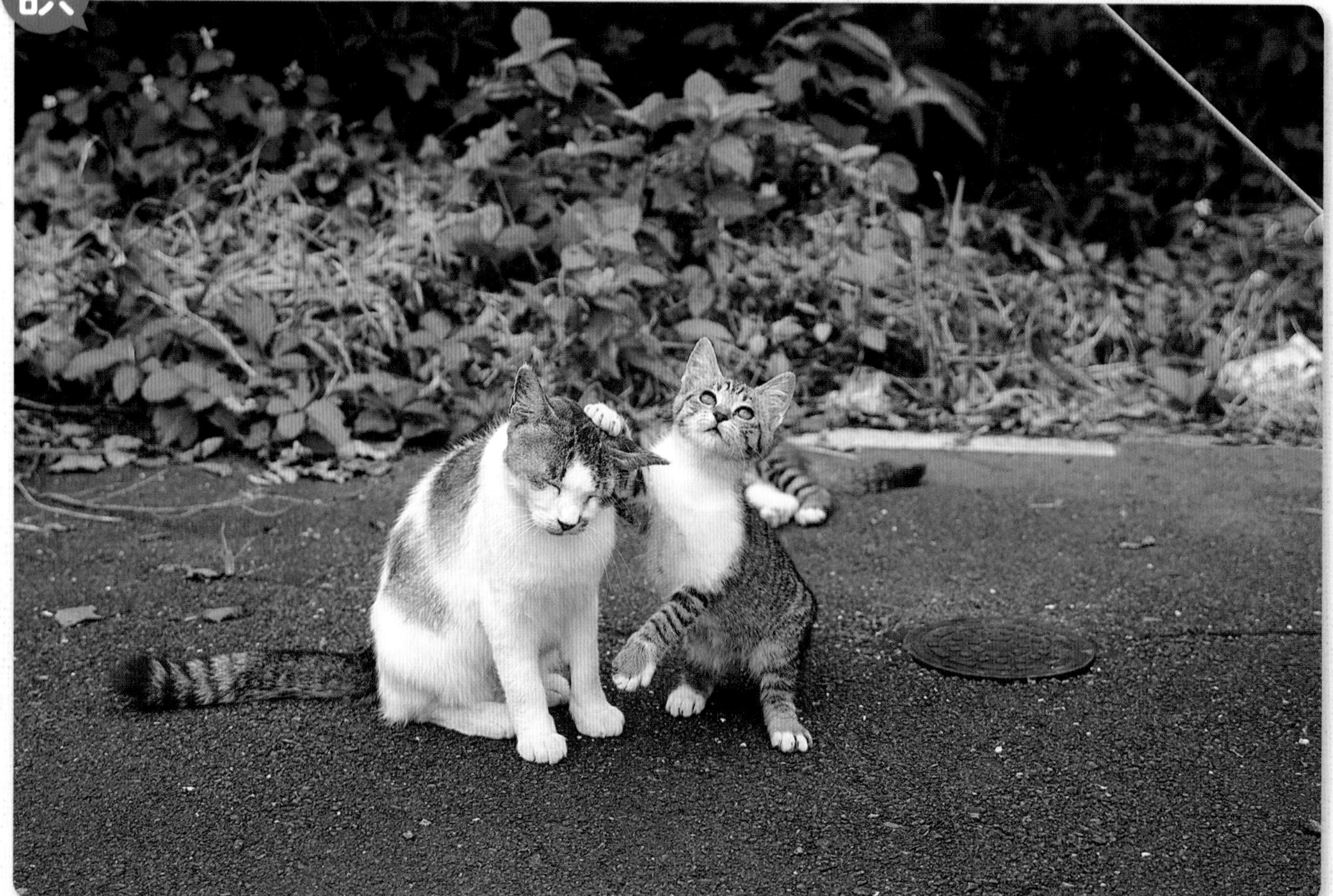

➡解答は66ページ

21 わくわくねこ

1分で見つけた数	個
全部見つけるまでの時間	分　秒

鏡開き
するぞー！

わたしもやるー

正

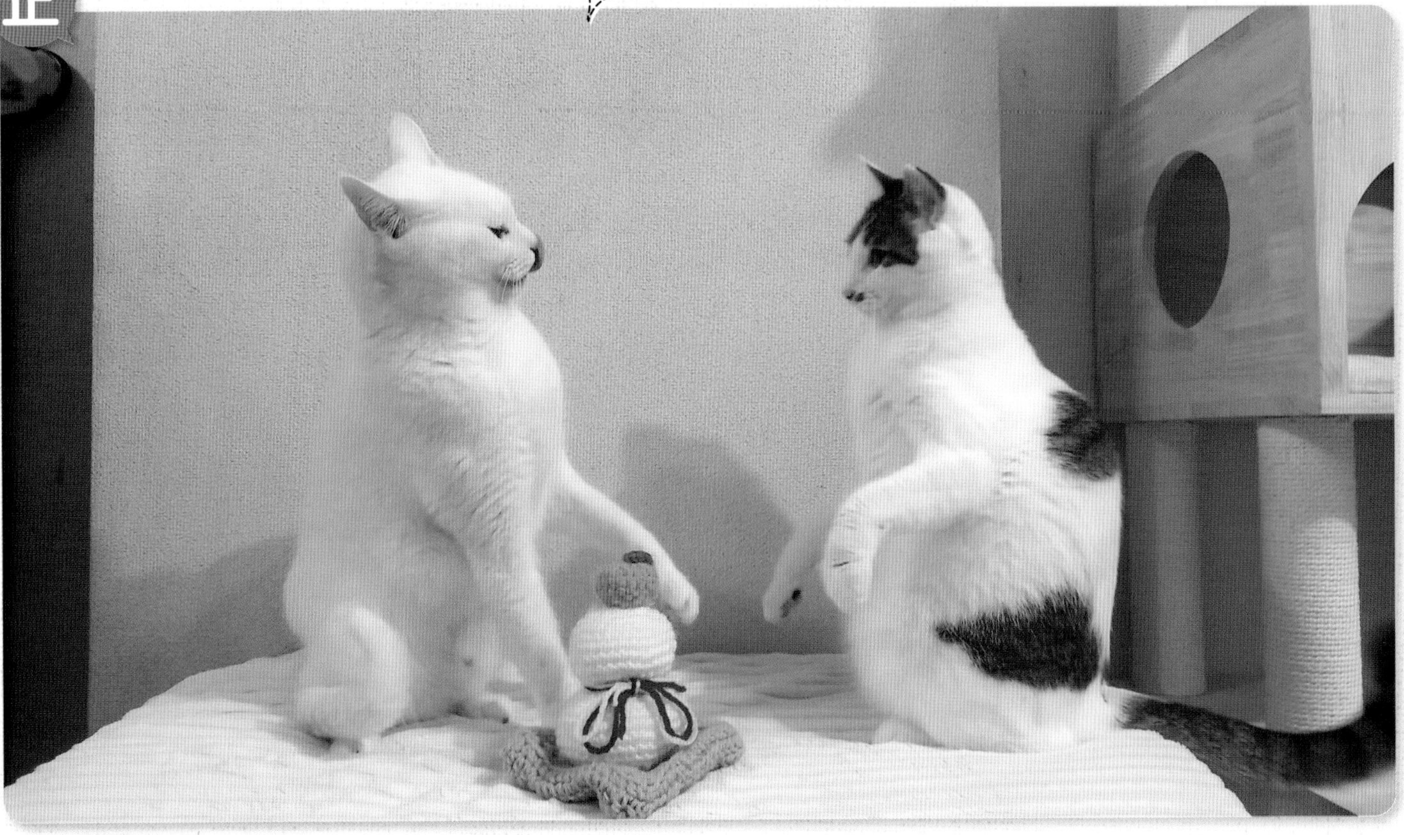

誤　まちがいは５つ。１分で探してにゃ。

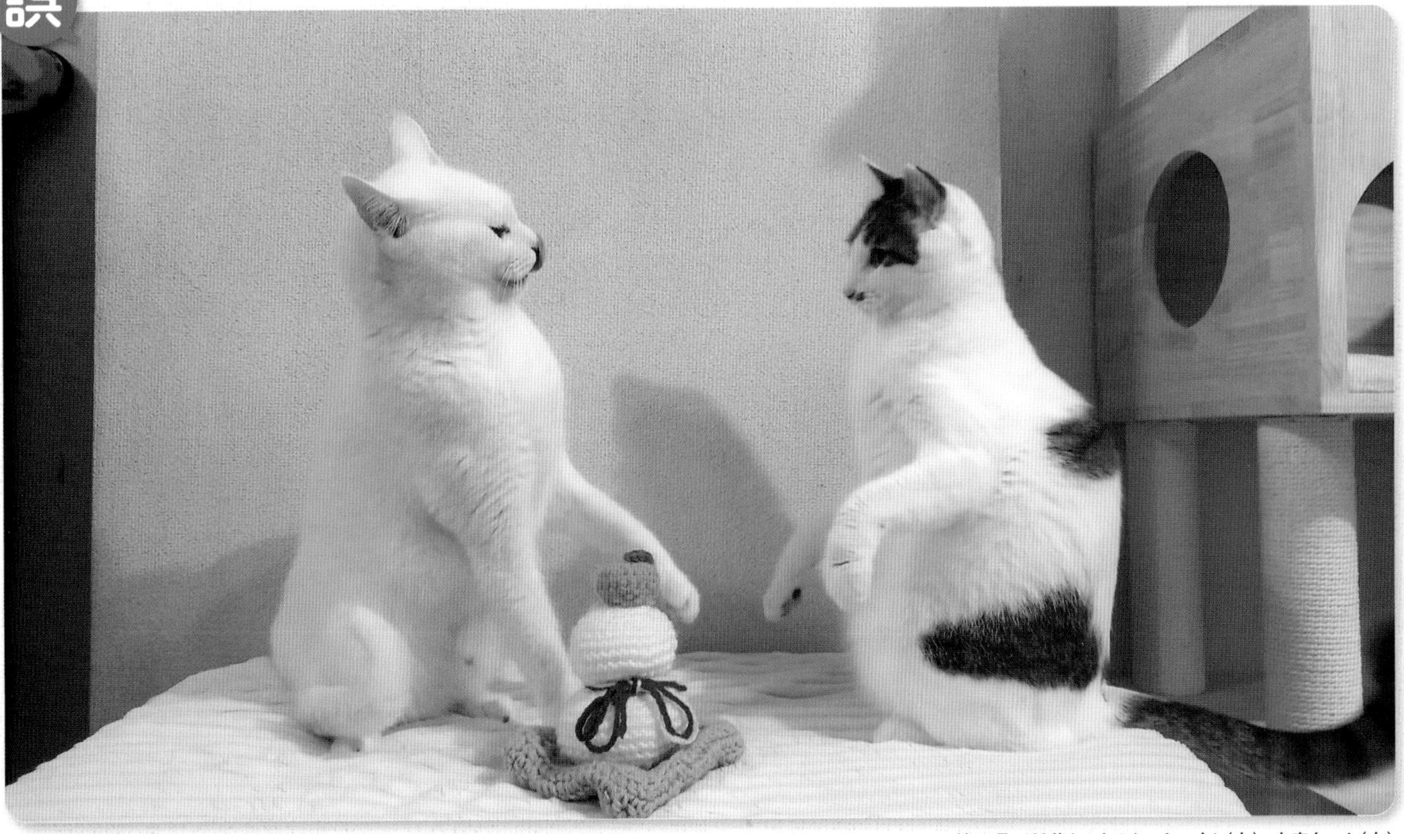

➡解答は66ページ

埼玉県／稲葉さんちのシュシュくん（左）、小麦ちゃん（右）

22 井の中のねこ

井の中のカエルの中のねこ
にゃにも知らず

1分で見つけた数	個
全部見つけるまでの時間	分　秒

正

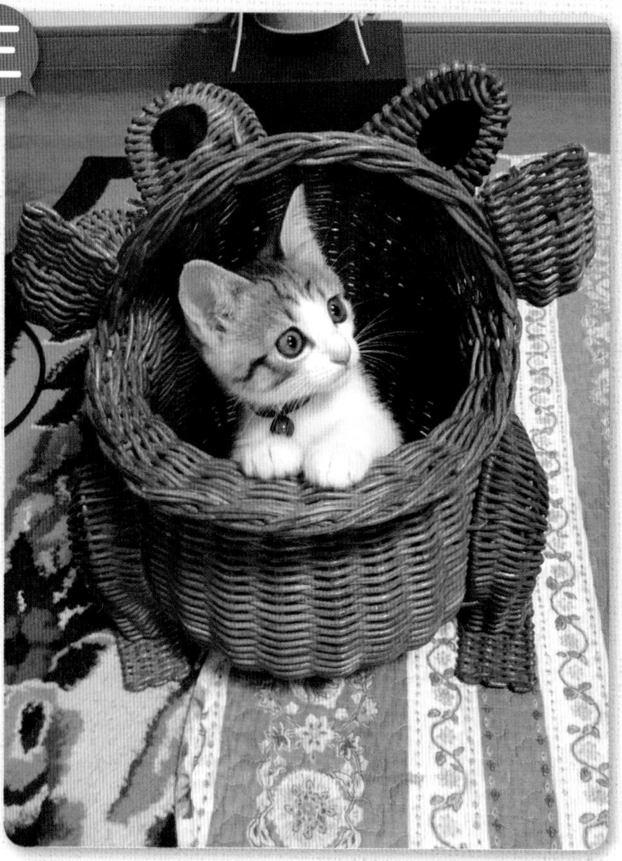

誤

まちがいは5つ。1分で探してにゃ。

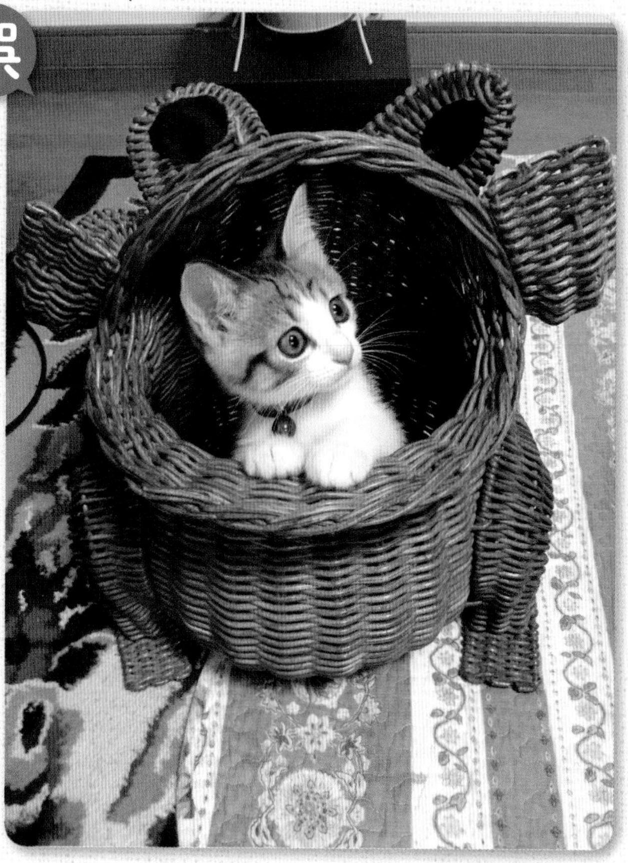

➡解答は66ページ

23 もっとねこ

ママー！
つめとぎおかわり

ついでに
おやつもー

1分で見つけた数	個
全部見つけるまでの時間	分　秒

正

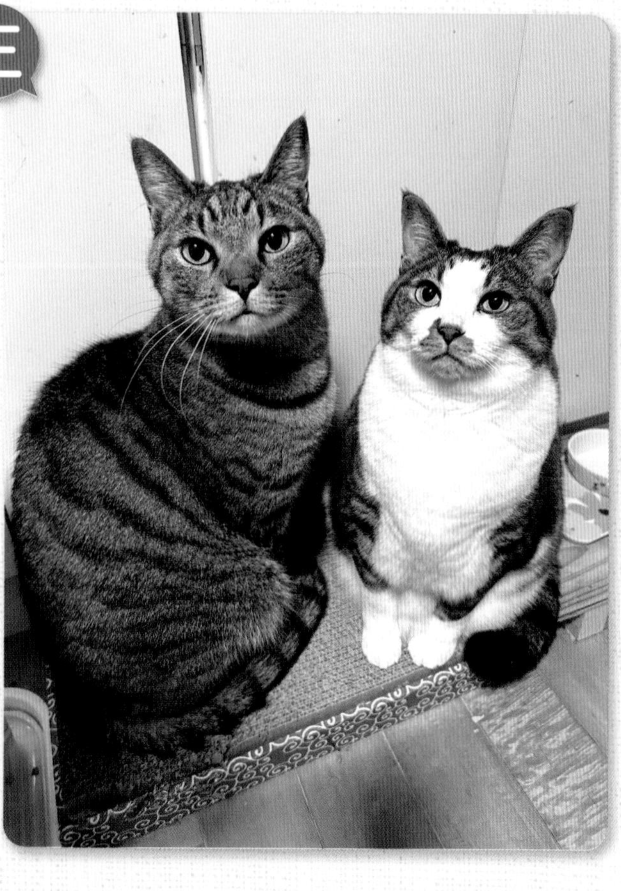

誤

まちがいは5つ。1分で探してにゃ。

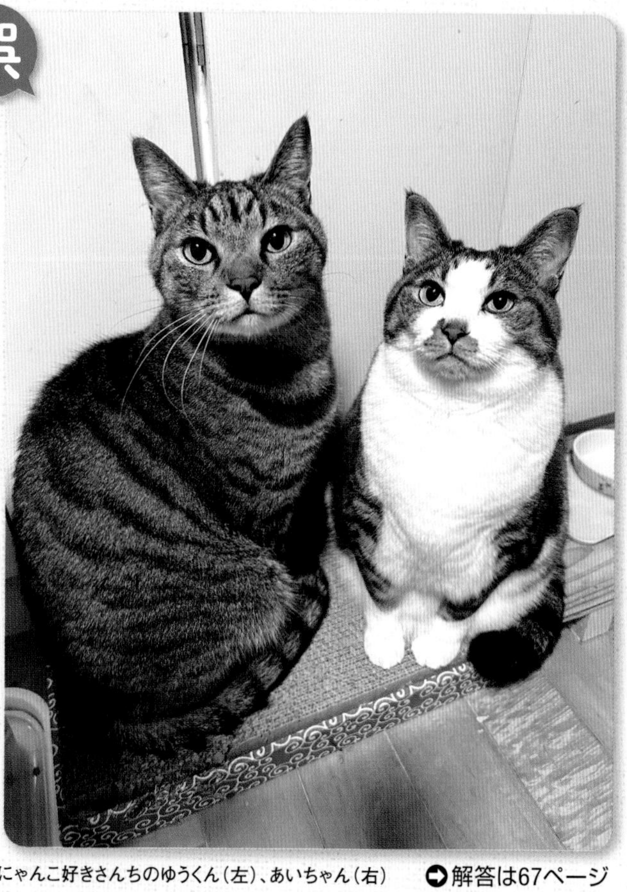

富山県／にゃんこ好きさんちのゆうくん（左）、あいちゃん（右）

➡解答は67ページ

24 ゴールキーパーねこ

おっと、
ゴールはさせないぜ

1分で見つけた数	個
全部見つけるまでの時間	分　秒

正

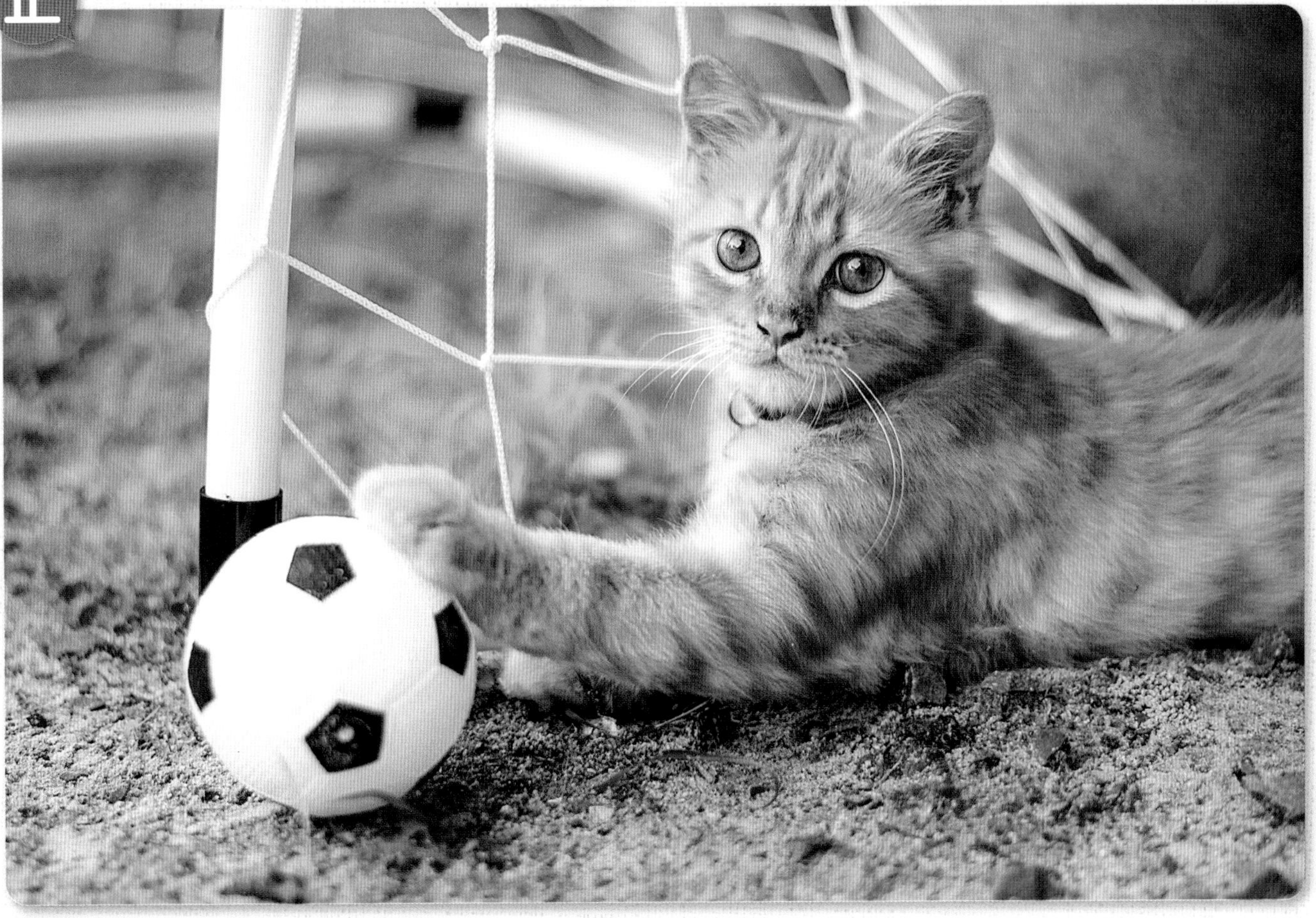

誤

まちがいは５つ。１分で探してにゃ。

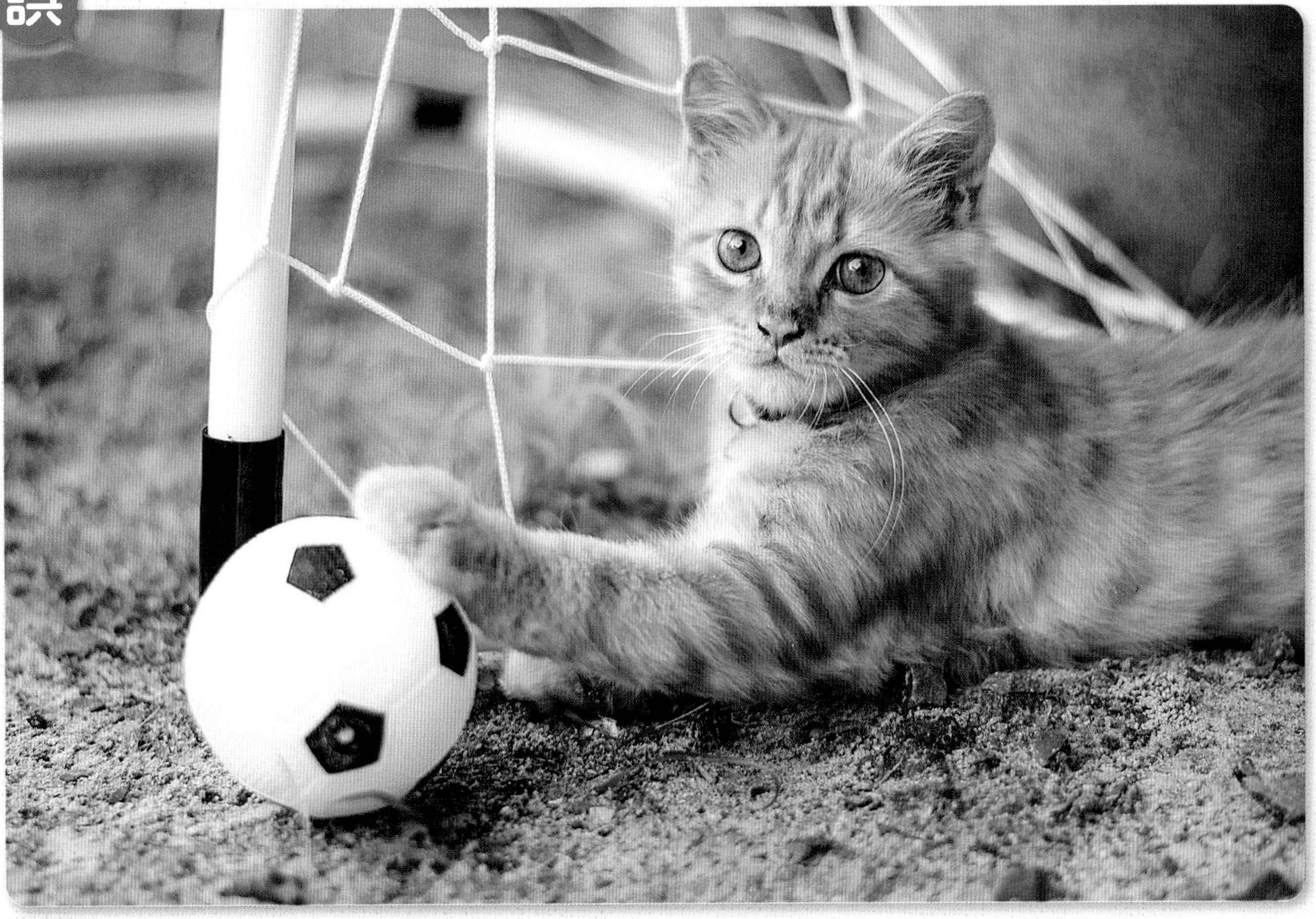

➡解答は67ページ

25 エースをねらうねこ

くやち〜〜！
あんなやつに
負けるなんて!!

1分で見つけた数	個
全部見つけるまでの時間	分　秒

正

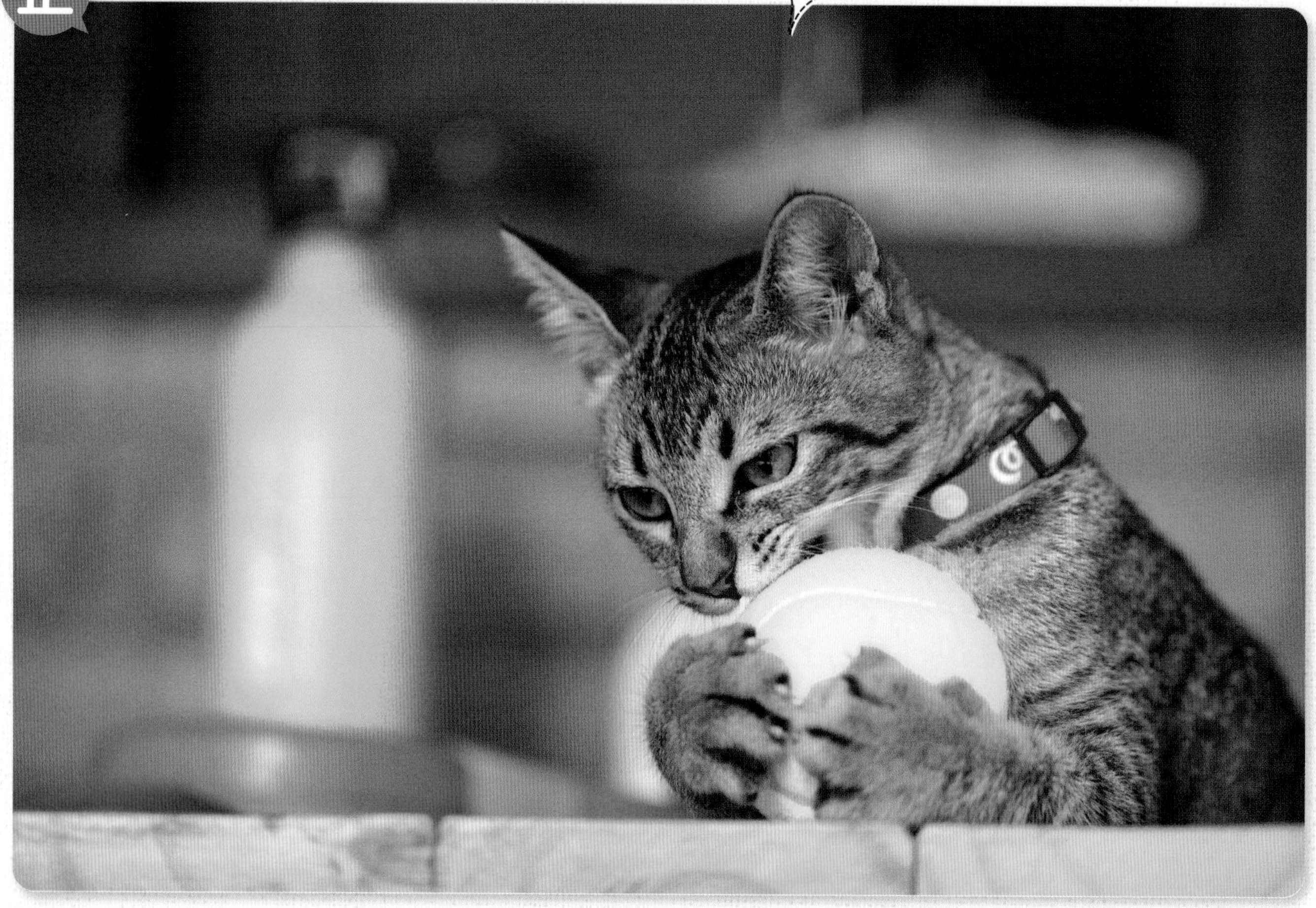

誤　まちがいは５つ。１分で探してにゃ。

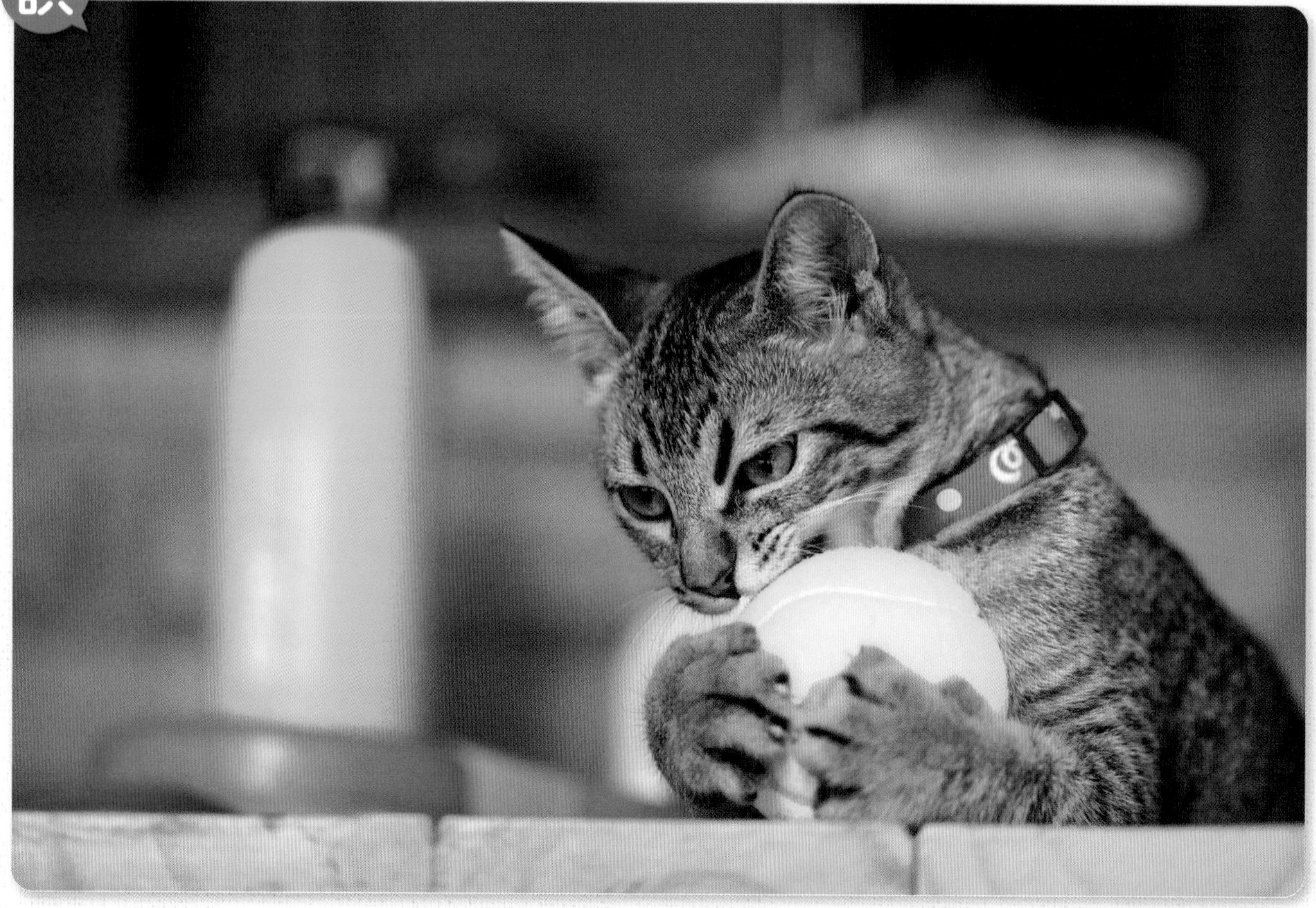

➡解答は67ページ

26 スーパースターねこ

わたしがかわいすぎて
星が見える？
目の錯覚じゃないかにゃ

1分で見つけた数	個
全部見つけるまでの時間	分　秒

正

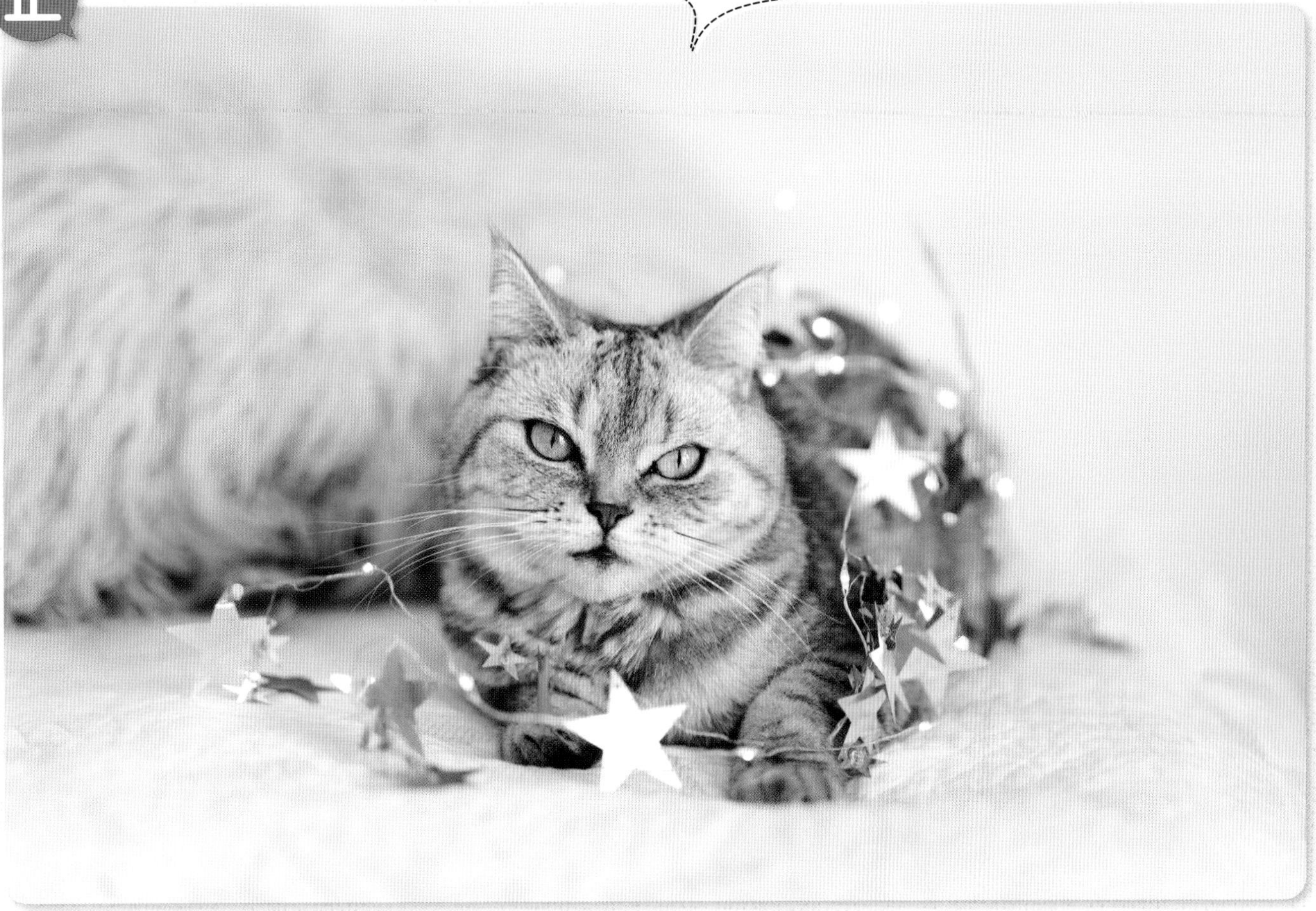

誤

まちがいは５つ。１分で探してにゃ。

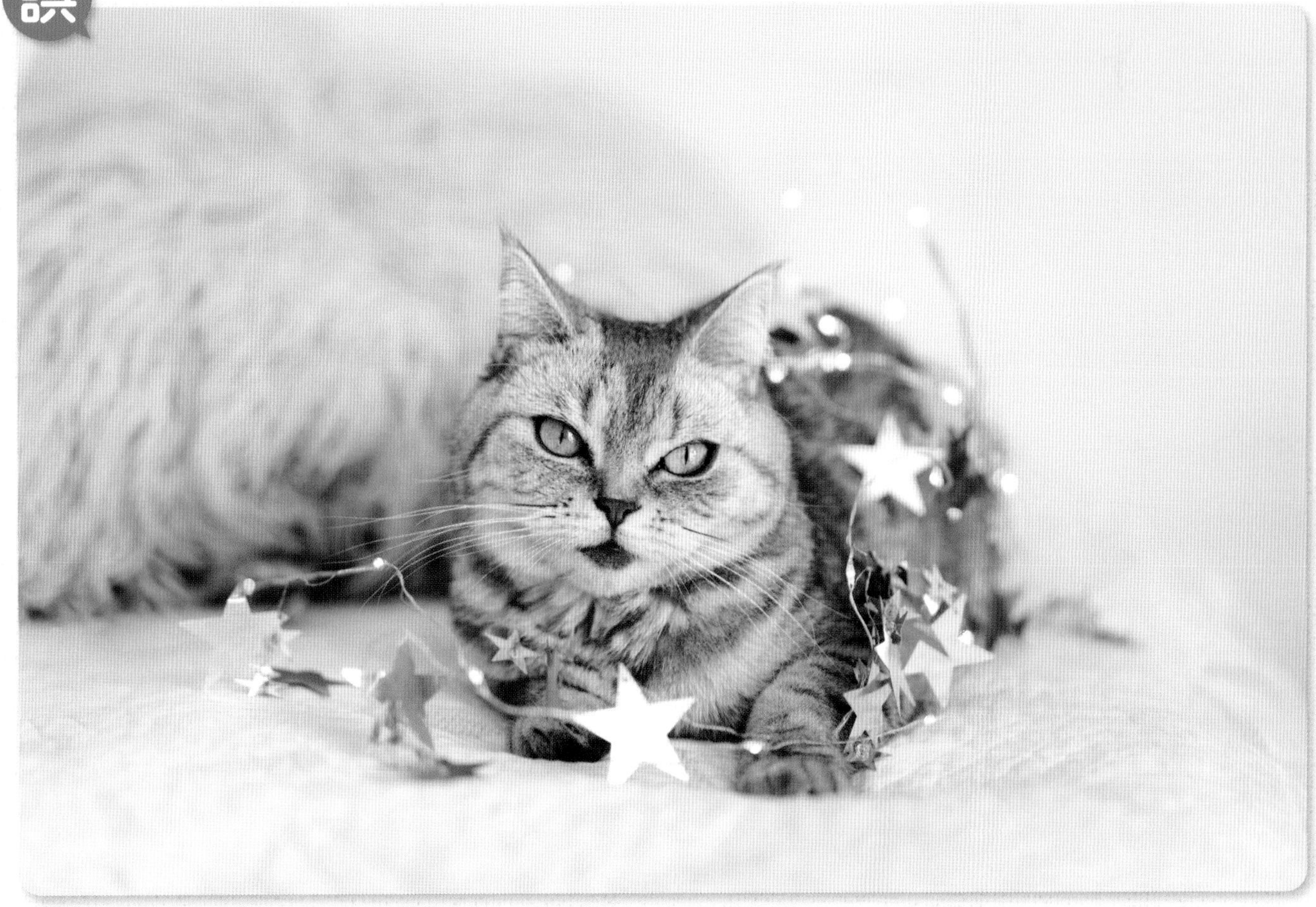

➡解答は67ページ

27 社会を教えるねこ

あれが
オトナってやつにゃ。
よく覚えておくにゃ

わかり
ましたっ

1分で見つけた数	個
全部見つけるまでの時間	分　秒

正

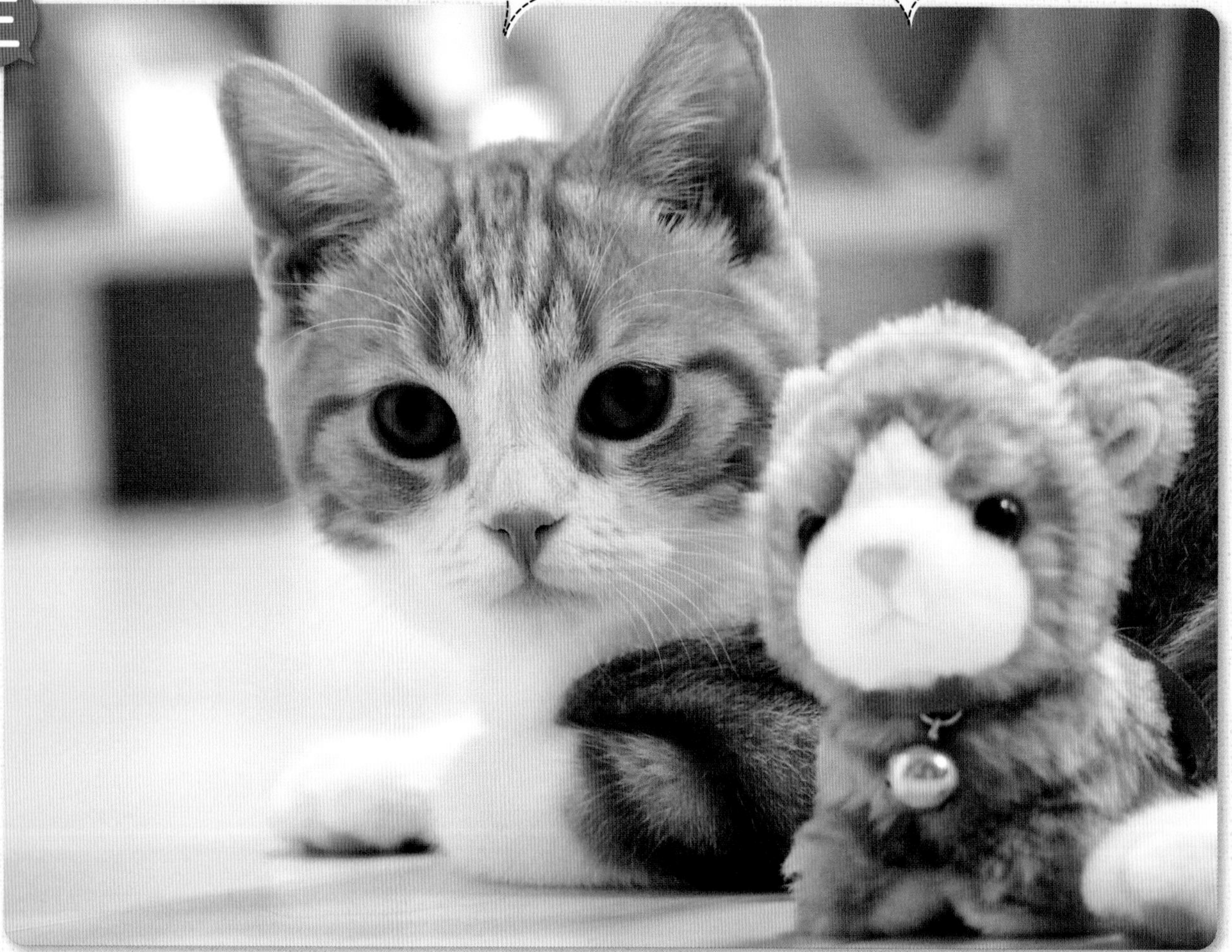

誤

まちがいは5つ。1分で探してにゃ。

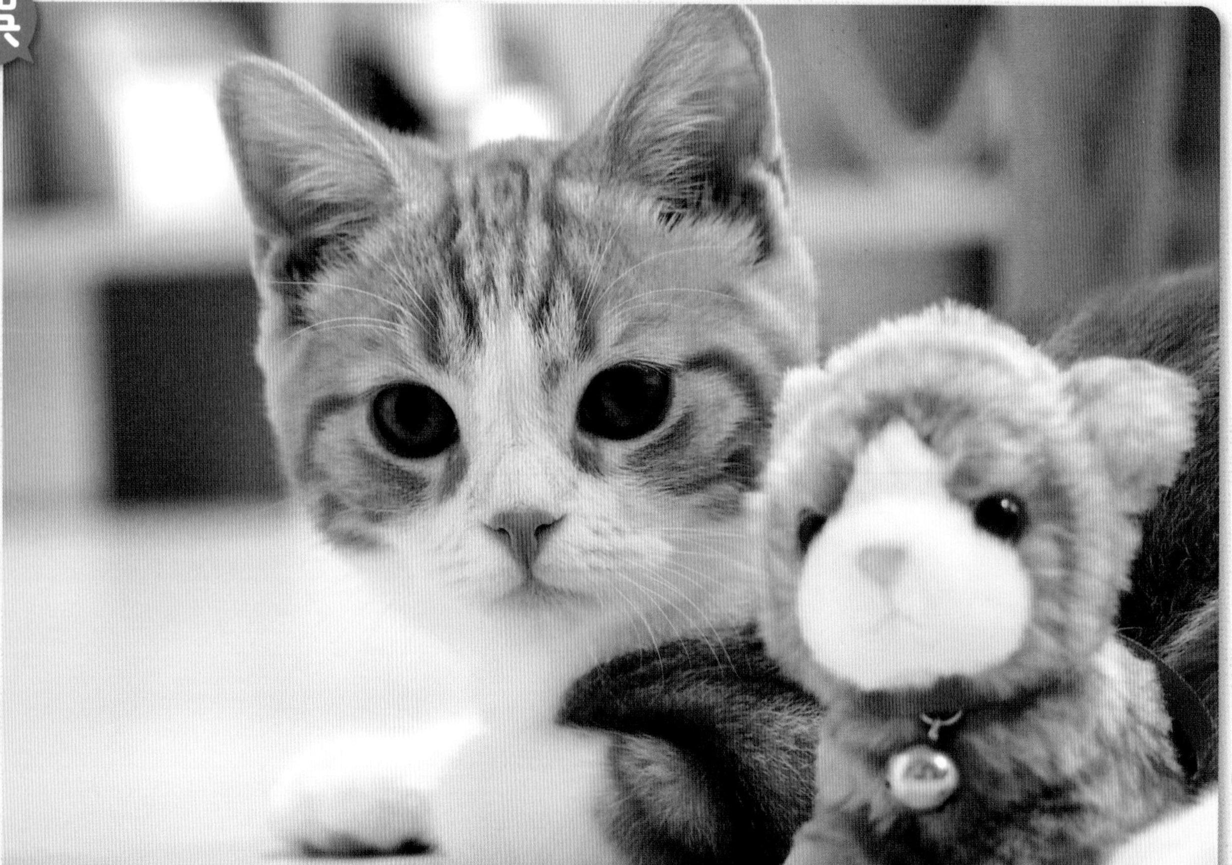

➡解答は67ページ

28 お悩み相談ねこ

うん、うん。
そうだったんですね。
大変でしたね

1分で見つけた数	個
全部見つけるまでの時間	分　秒

正

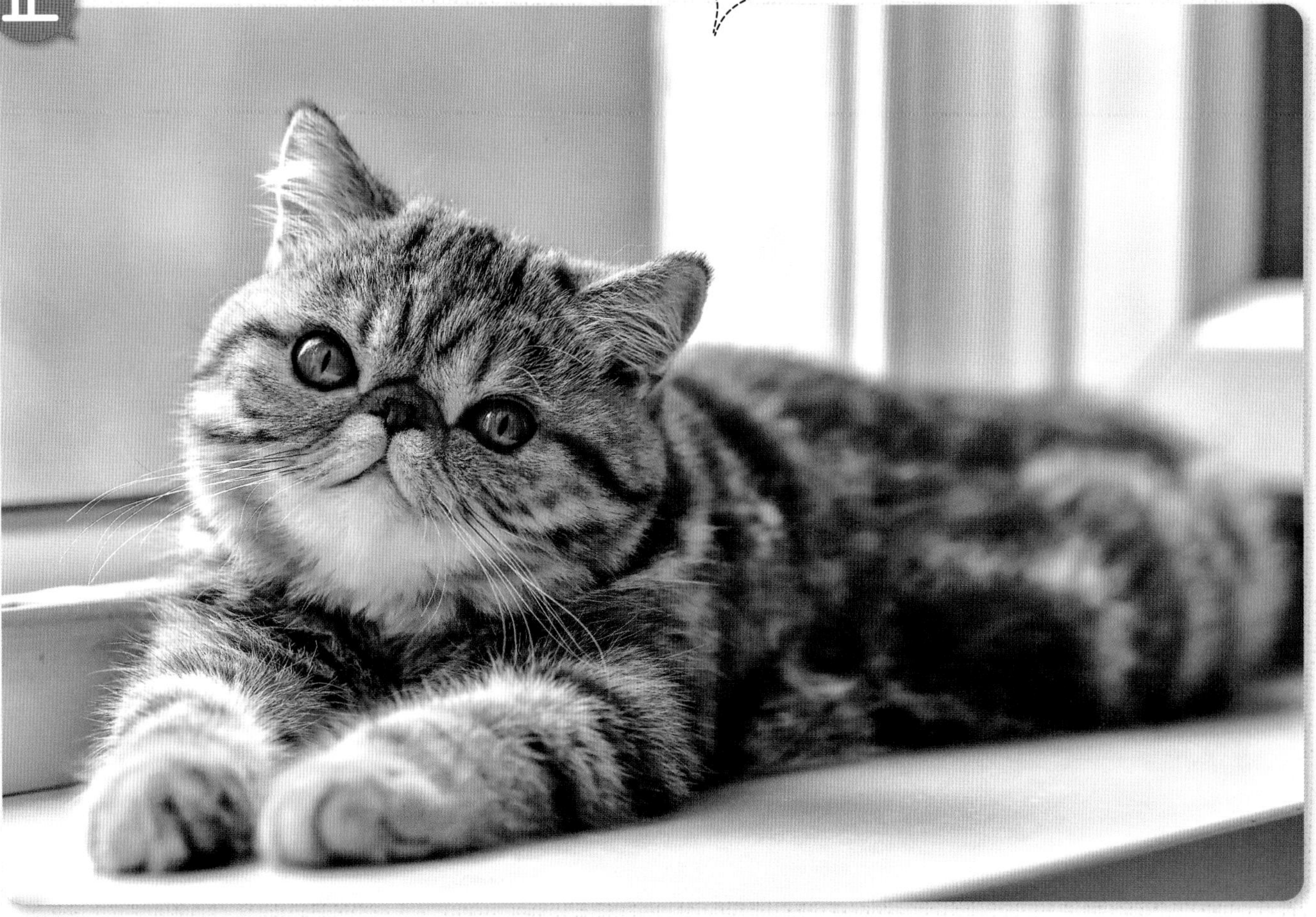

誤　まちがいは5つ。1分で探してにゃ。

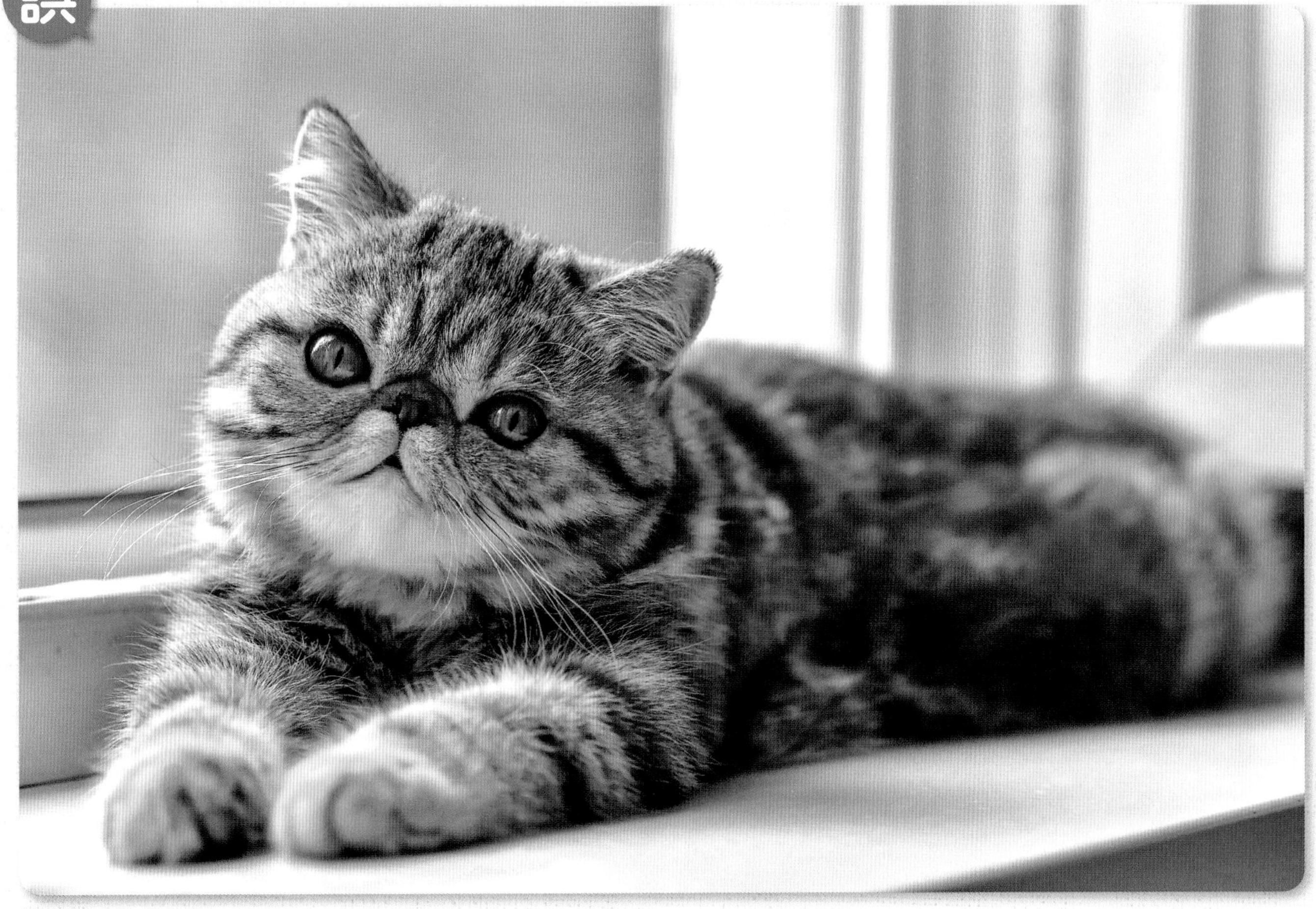

➡解答は67ページ

29 テレビ大好きねこ

ほら、
にゃ子ちゃん起きて。
ドラマ始まるわよ

1分で見つけた数	個
全部見つけるまでの時間	分　秒

正

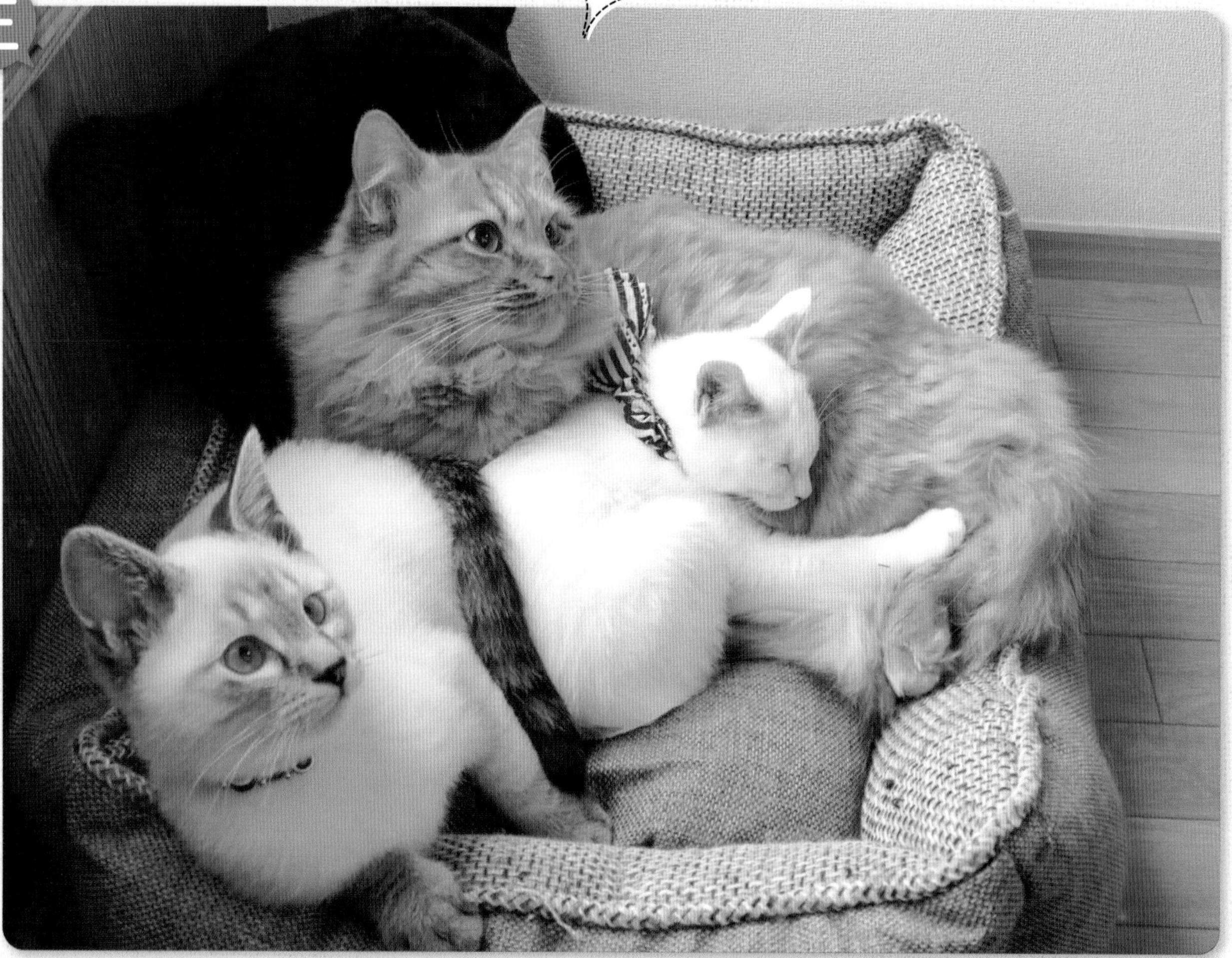

誤

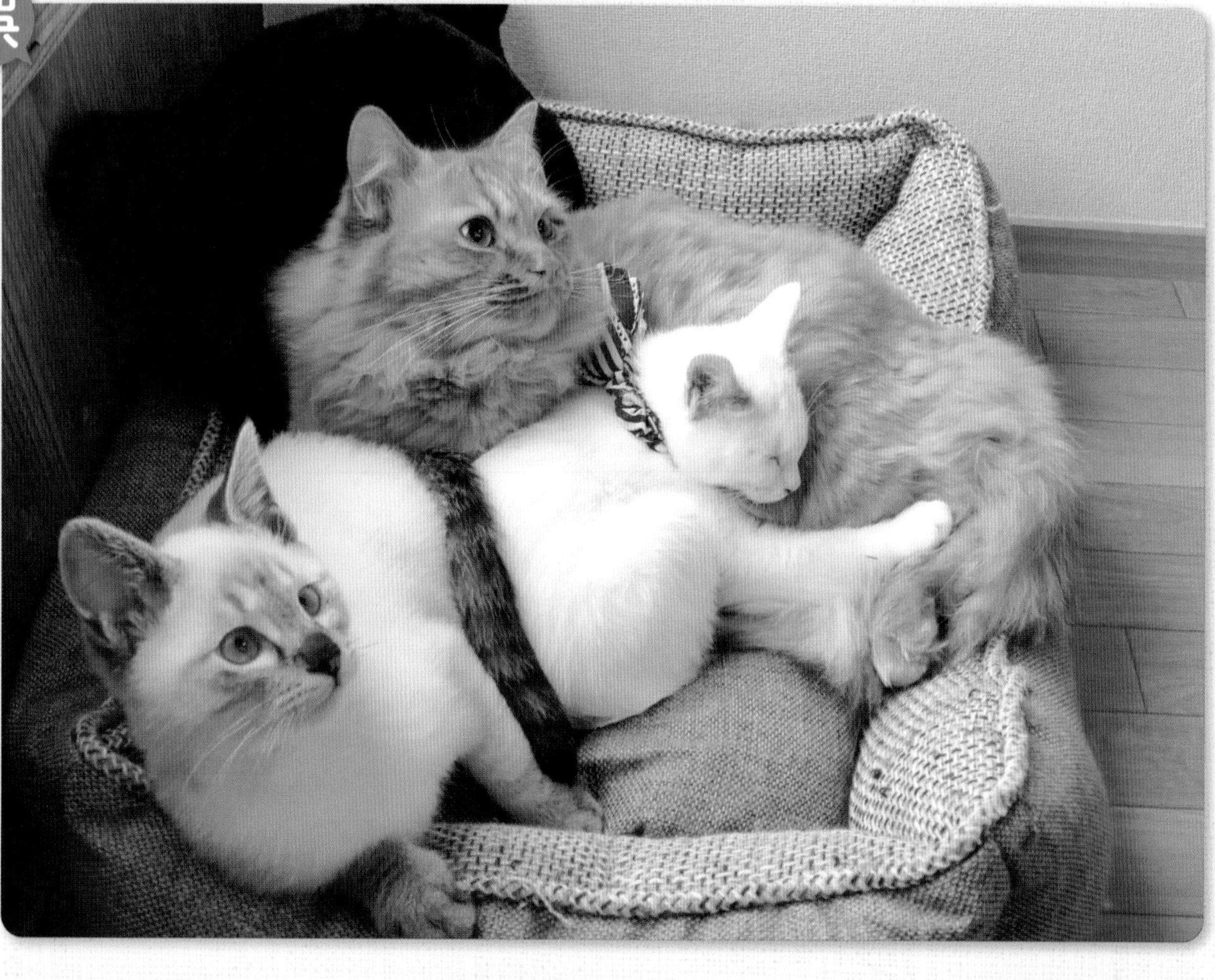

まちがいは5つ。1分で探してにゃ。

➡解答は67ページ

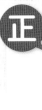

30 偶然の出会いねこ

似てる？

1分で見つけた数	個
全部見つけるまでの時間	分　秒

正

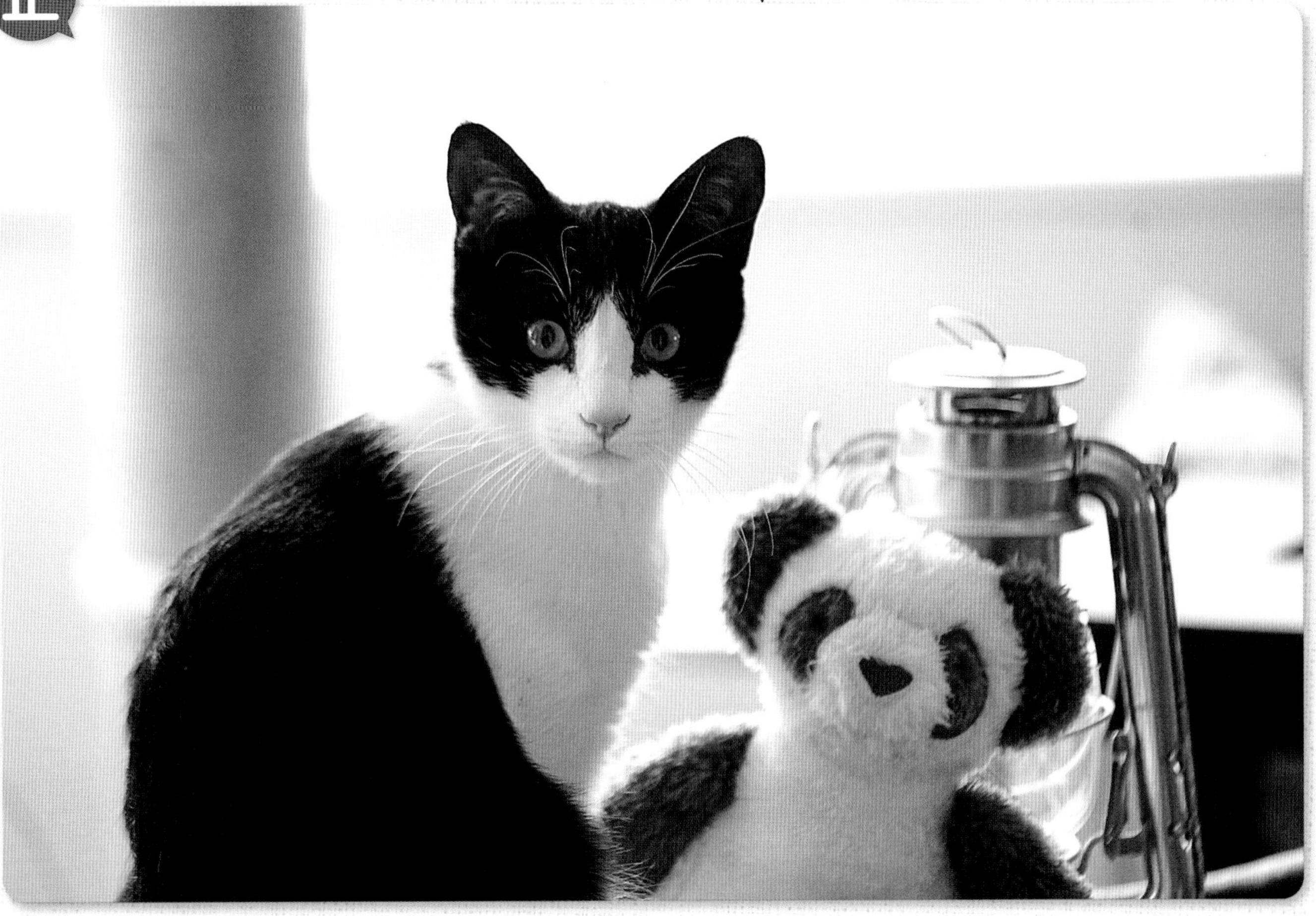

誤　まちがいは5つ。1分で探してにゃ。

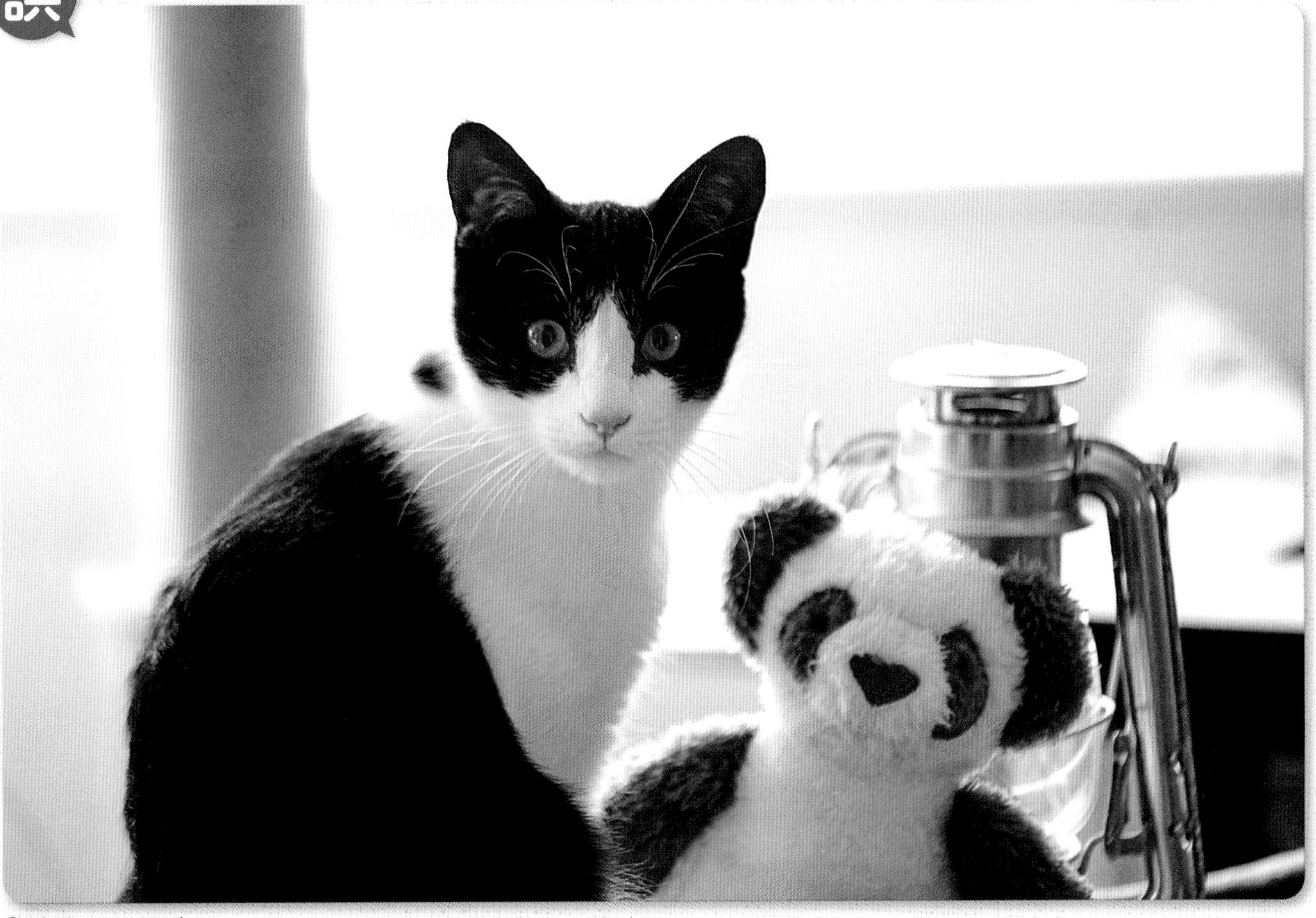

➡解答は67ページ

31

パトロール交代ねこ

見回り
ごくろうさんです

異状
ありませんっ！

1分で見つけた数	個
全部見つけるまでの時間	分　秒

正

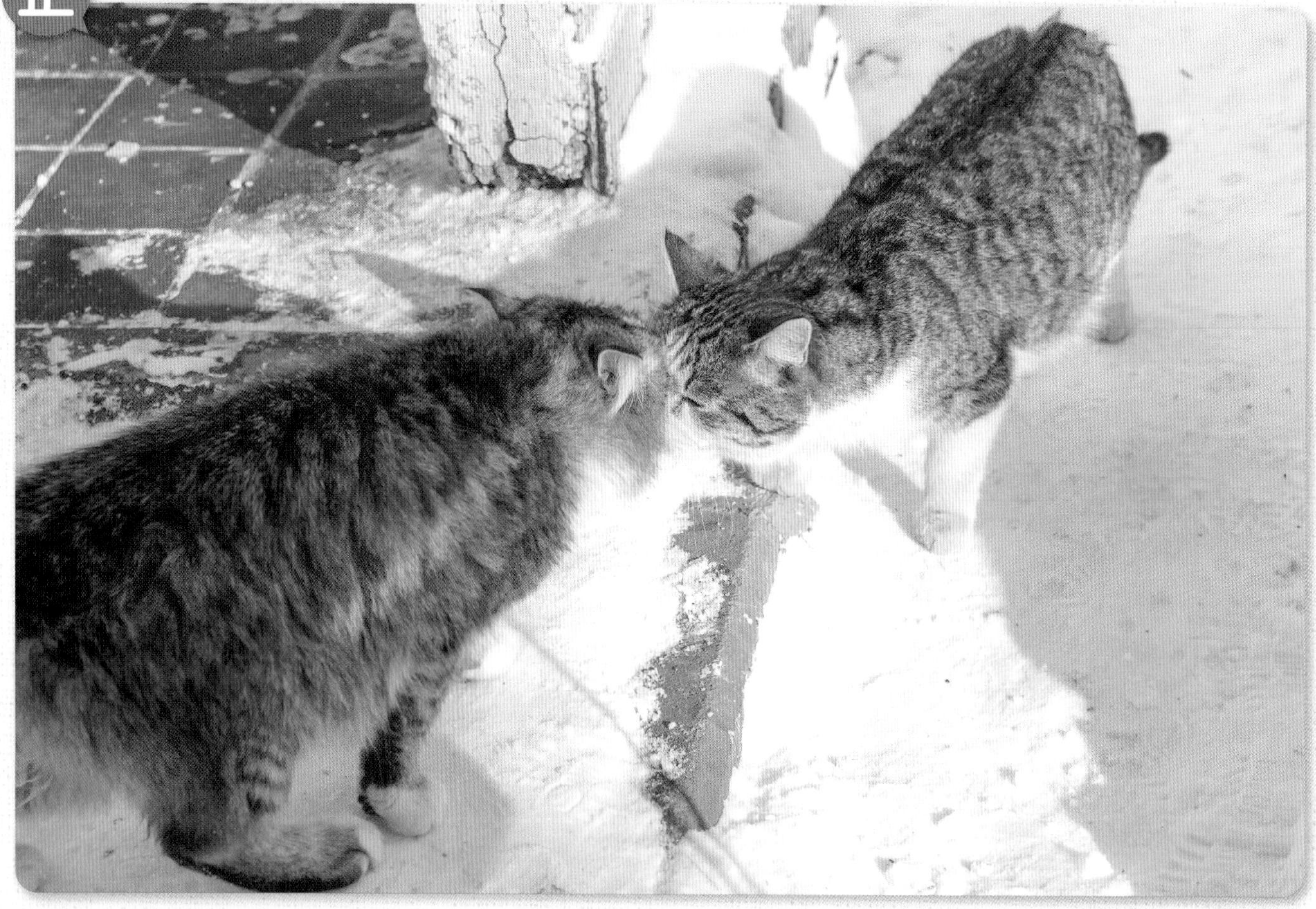

誤

まちがいは5つ。1分で探してにゃ。

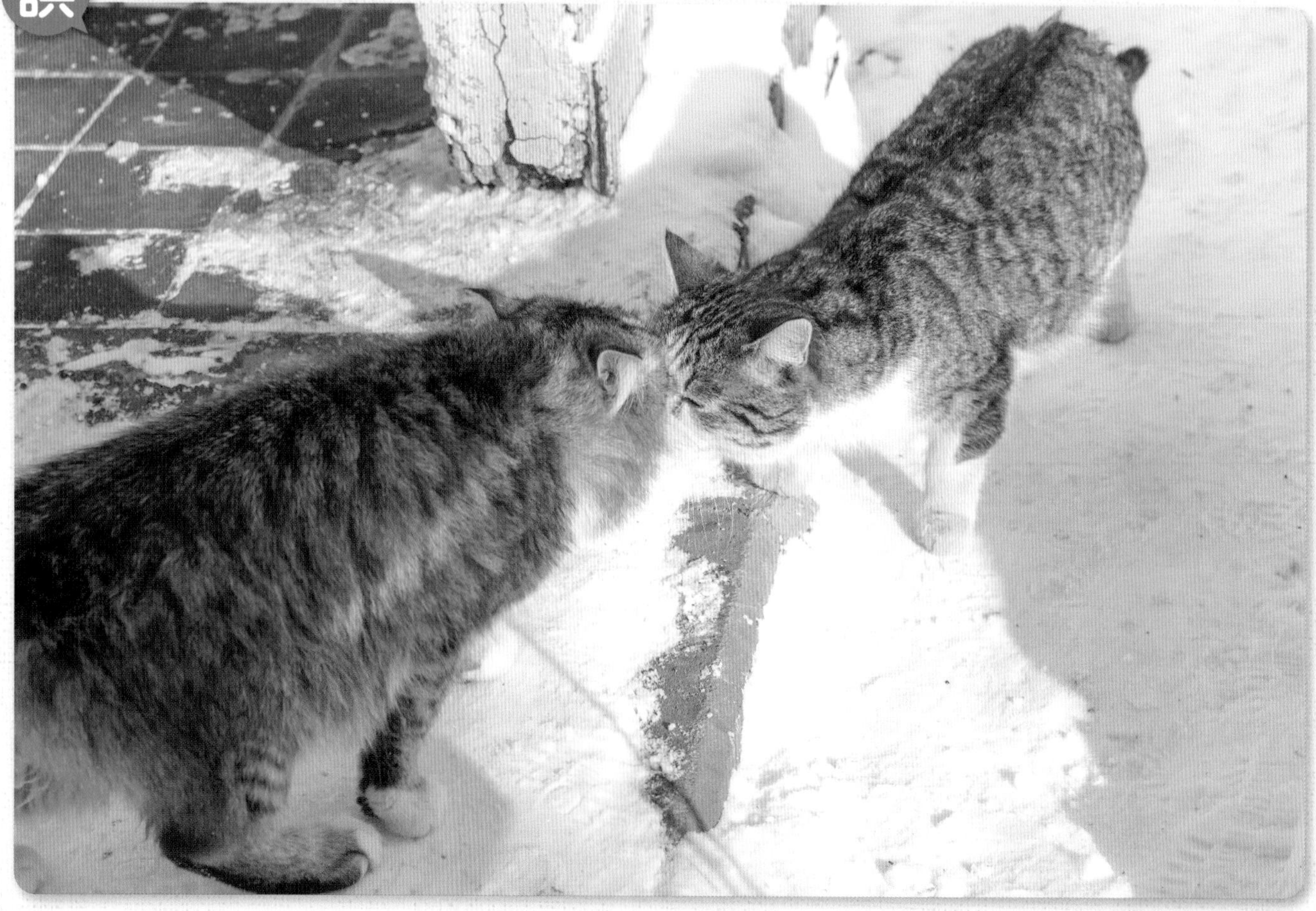

➡解答は68ページ

32 鬼ごっこねこ

はい、タッチー！

1分で見つけた数	個
全部見つけるまでの時間	分　秒

正

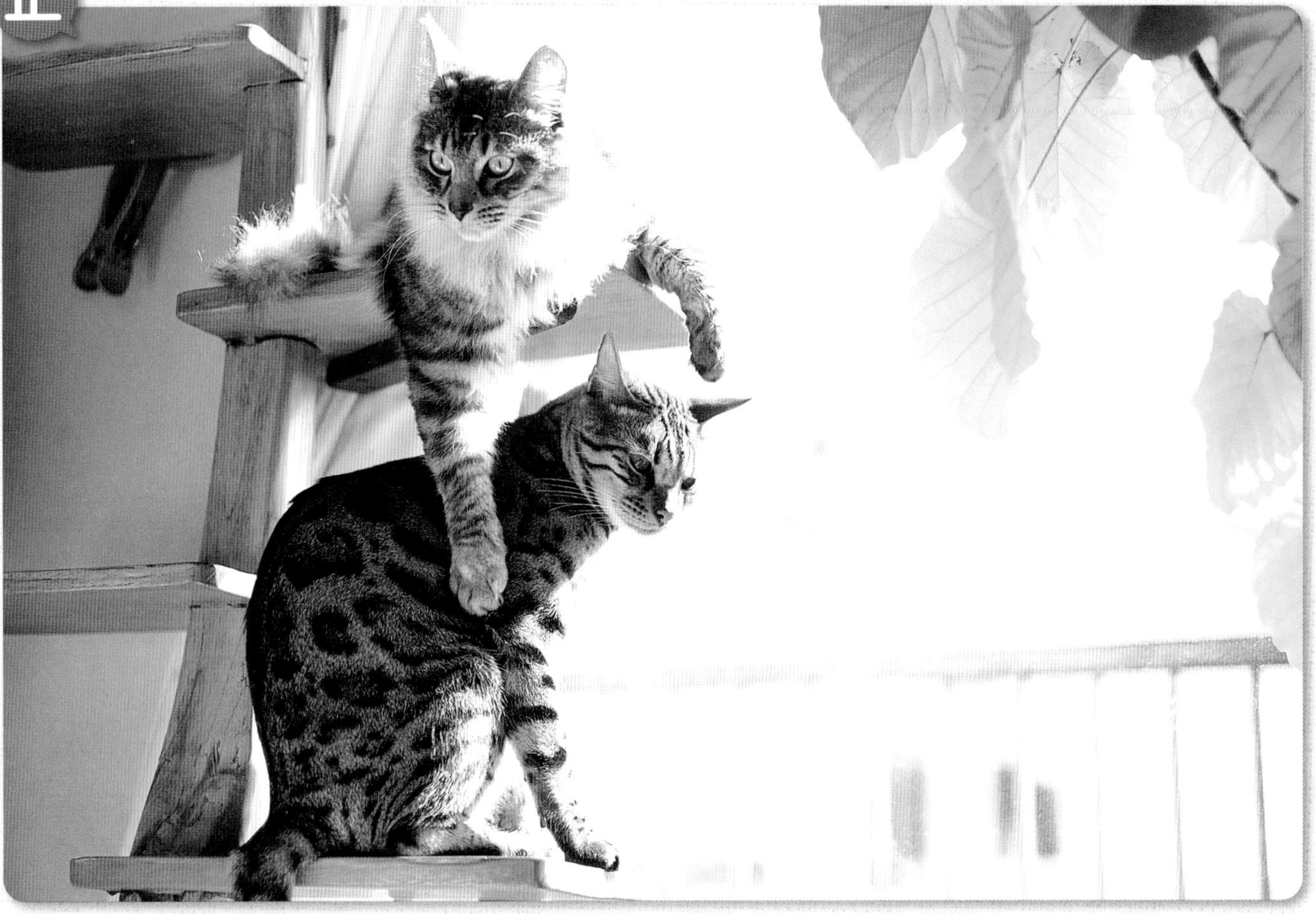

誤　まちがいは５つ。１分で探してにゃ。

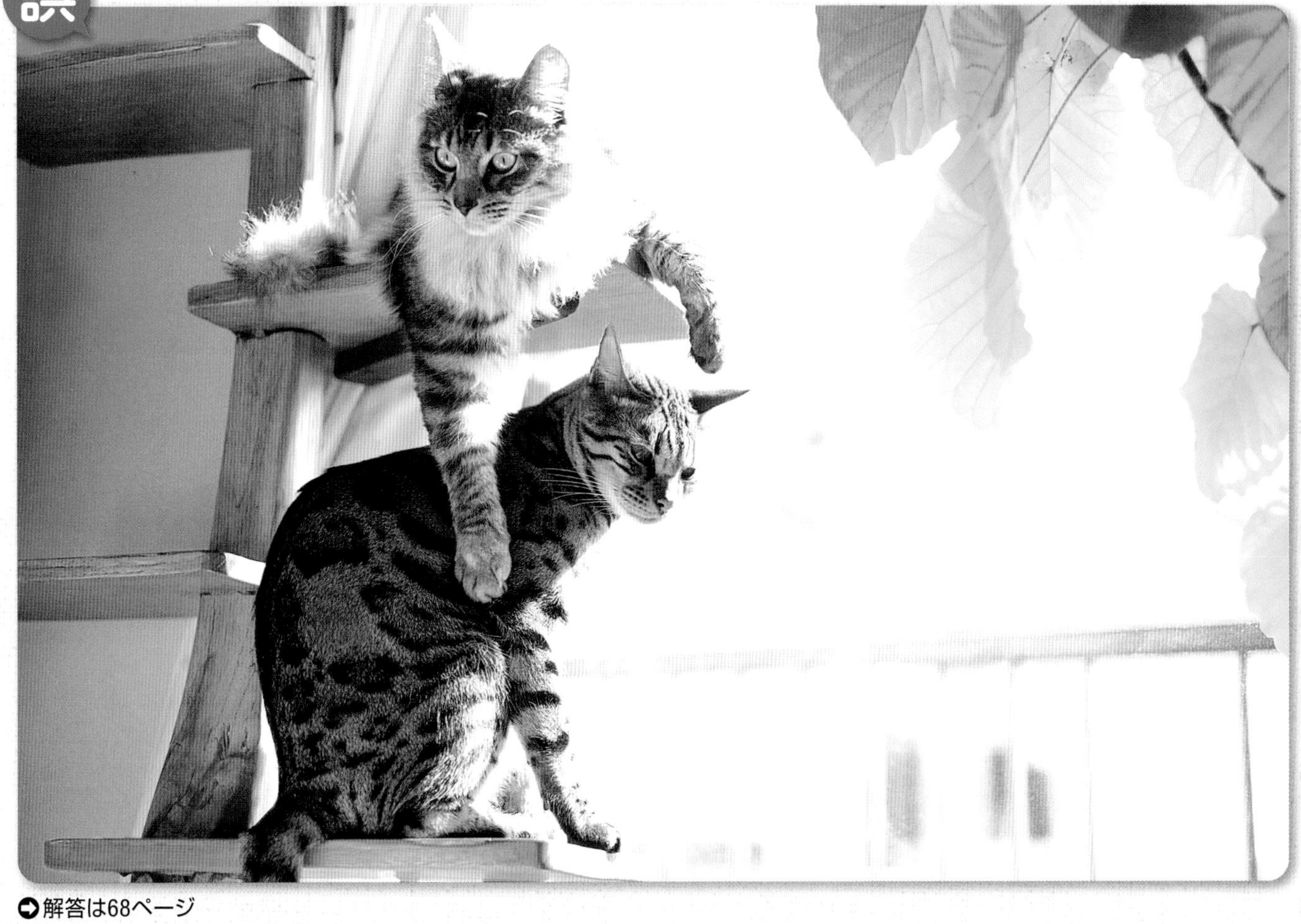

➡解答は68ページ

33 ねこの永遠の悩み

ジャンケンの
チョキが
難しいにゃ

1分で見つけた数	個
全部見つけるまでの時間	分　秒

正

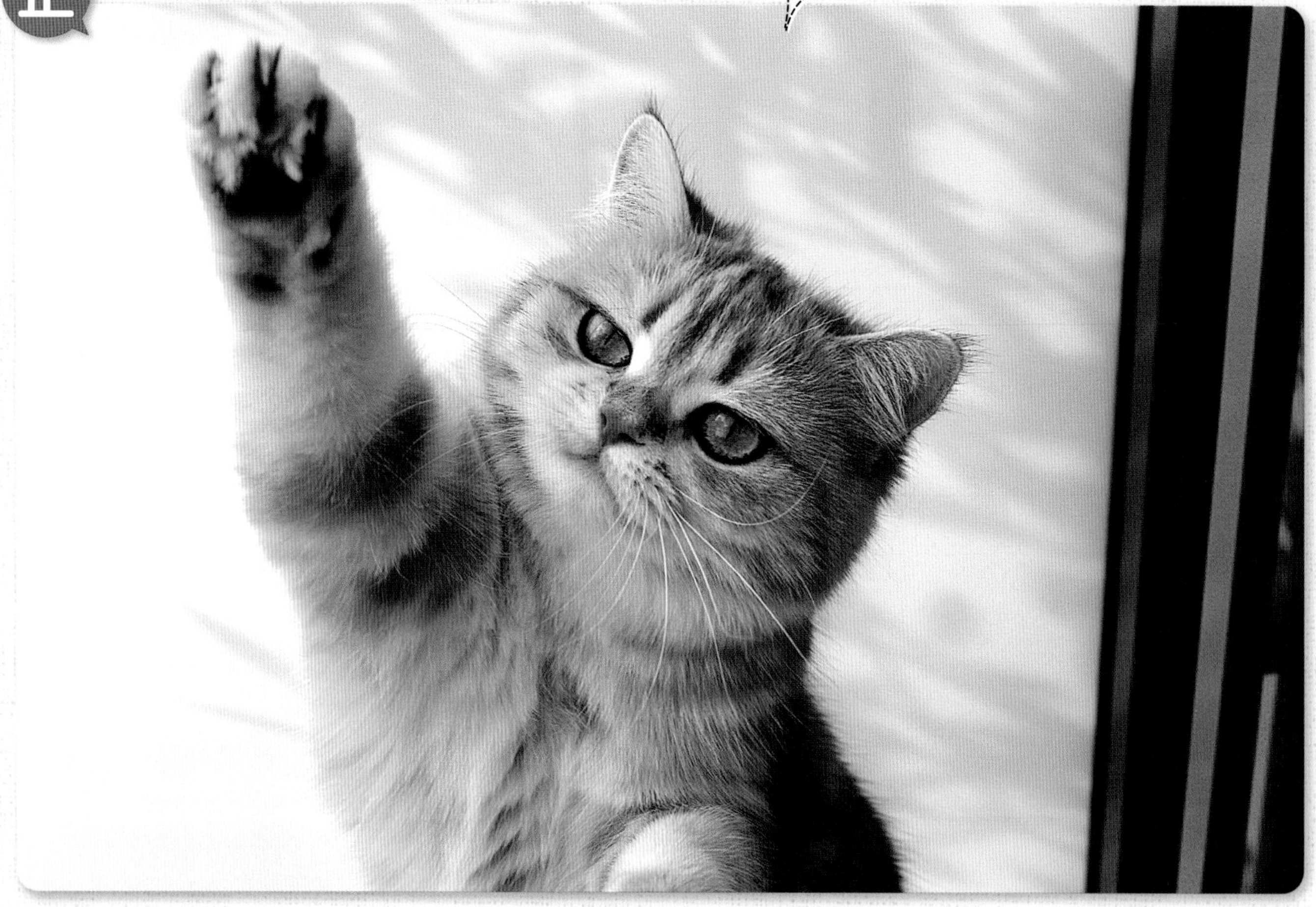

誤　まちがいは５つ。１分で探してにゃ。

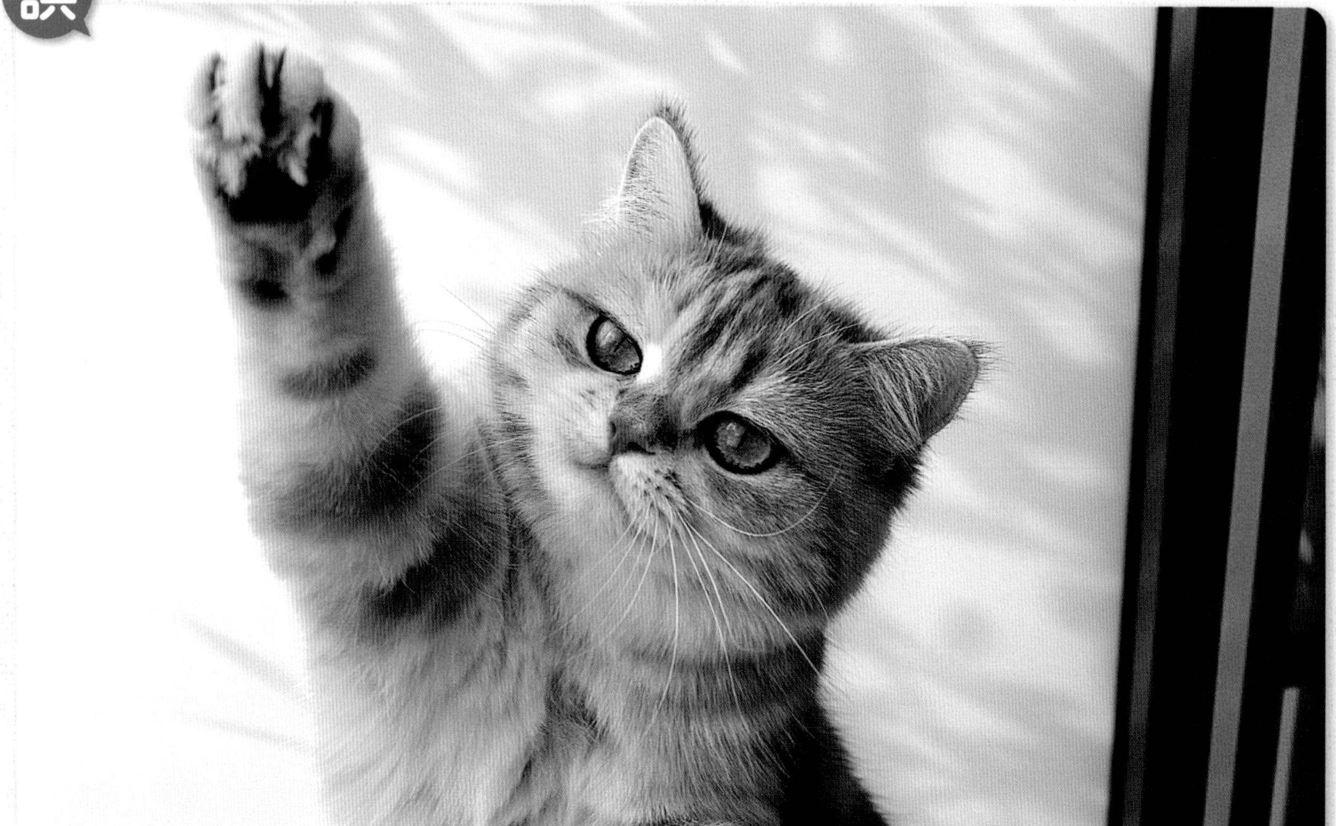

➡解答は68ページ

34 しばらく おまちくださいねこ

あと３分
寝かせてにゃ

１分で見つけた数	個
全部見つけるまでの時間	分　秒

正

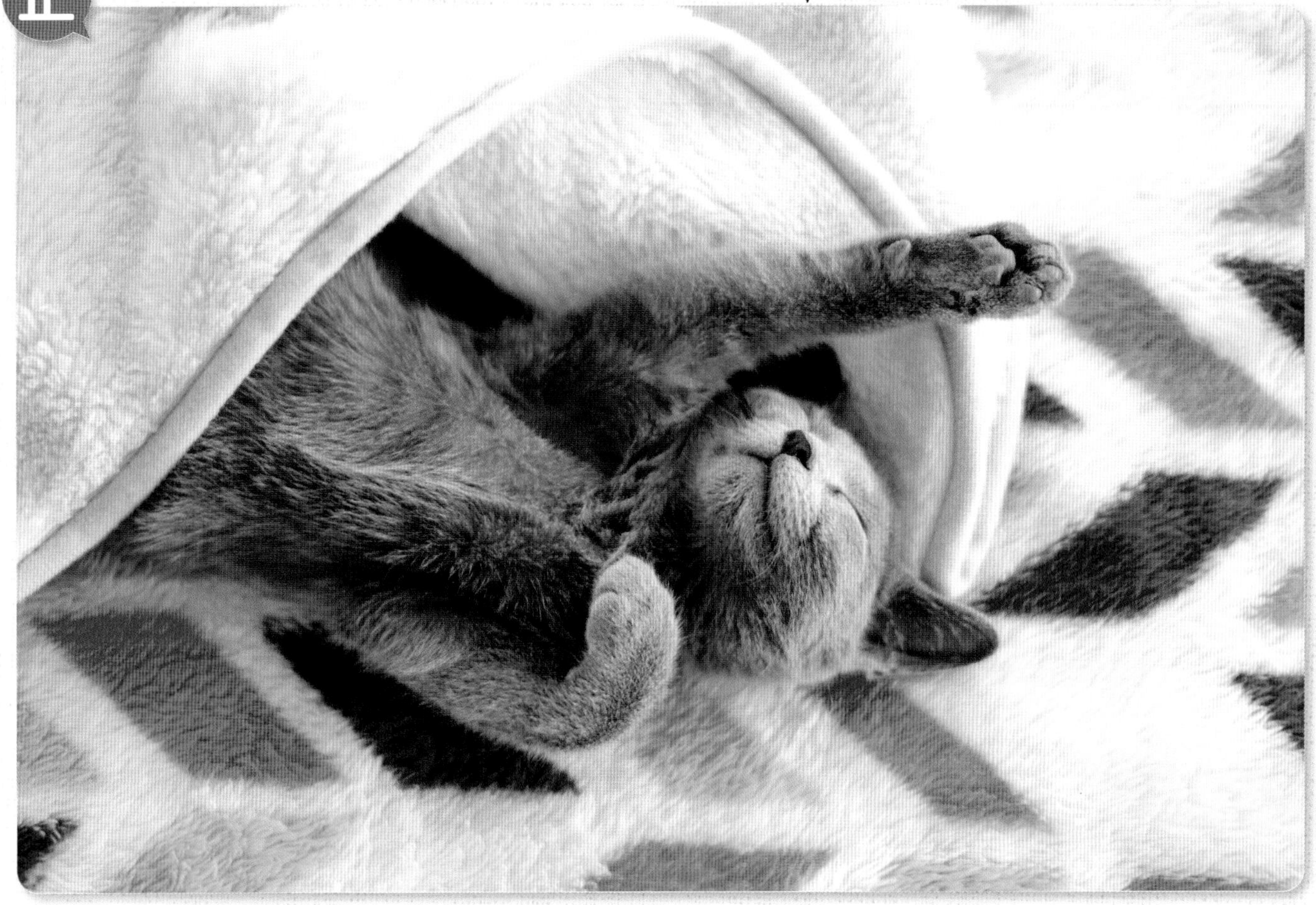

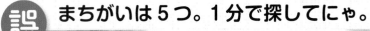

誤　まちがいは５つ。１分で探してにゃ。

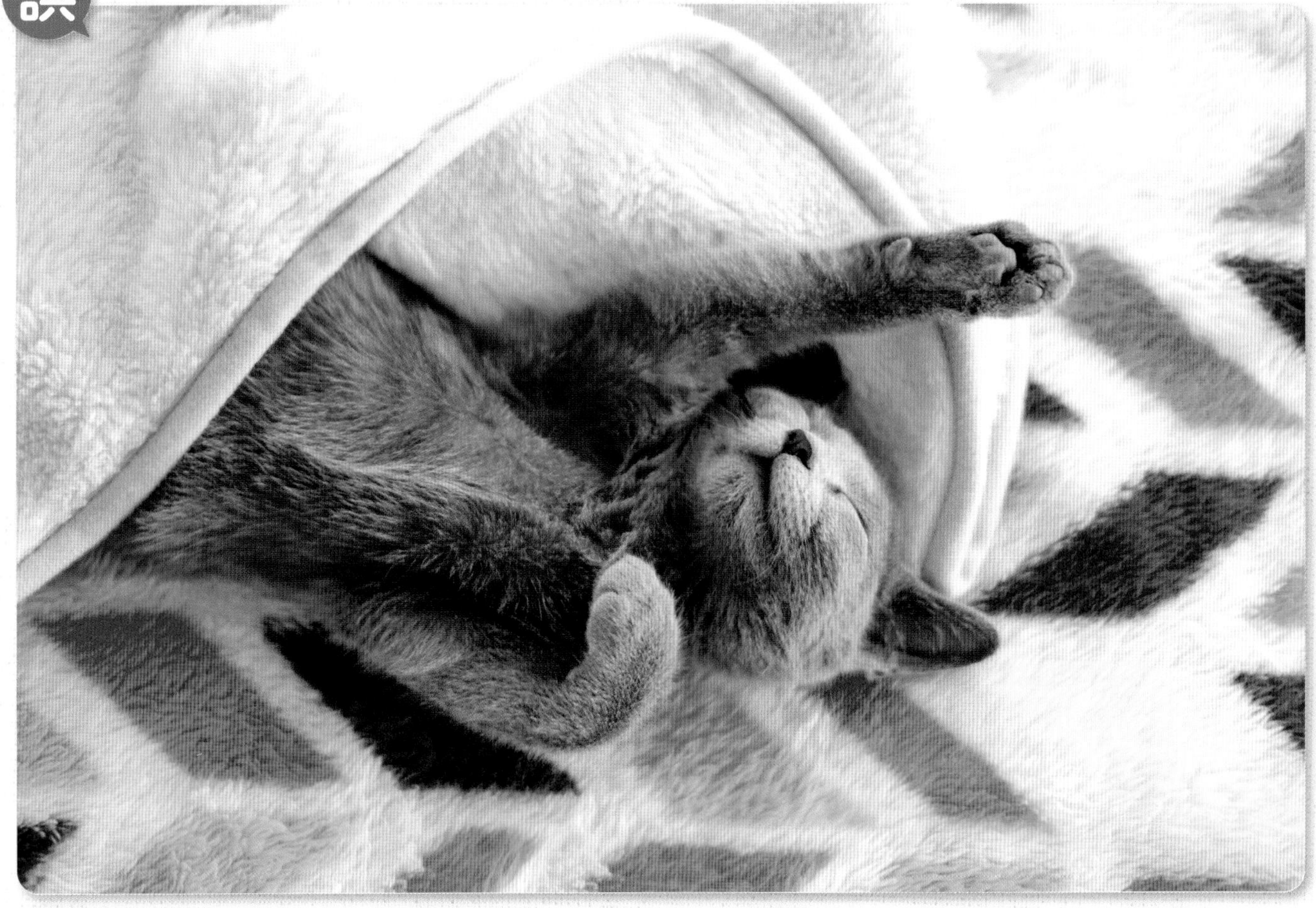

➡解答は68ページ

35 還暦ねこ

あっ。
赤いステテコ
履くの忘れた

1分で見つけた数		個
全部見つけるまでの時間	分	秒

正

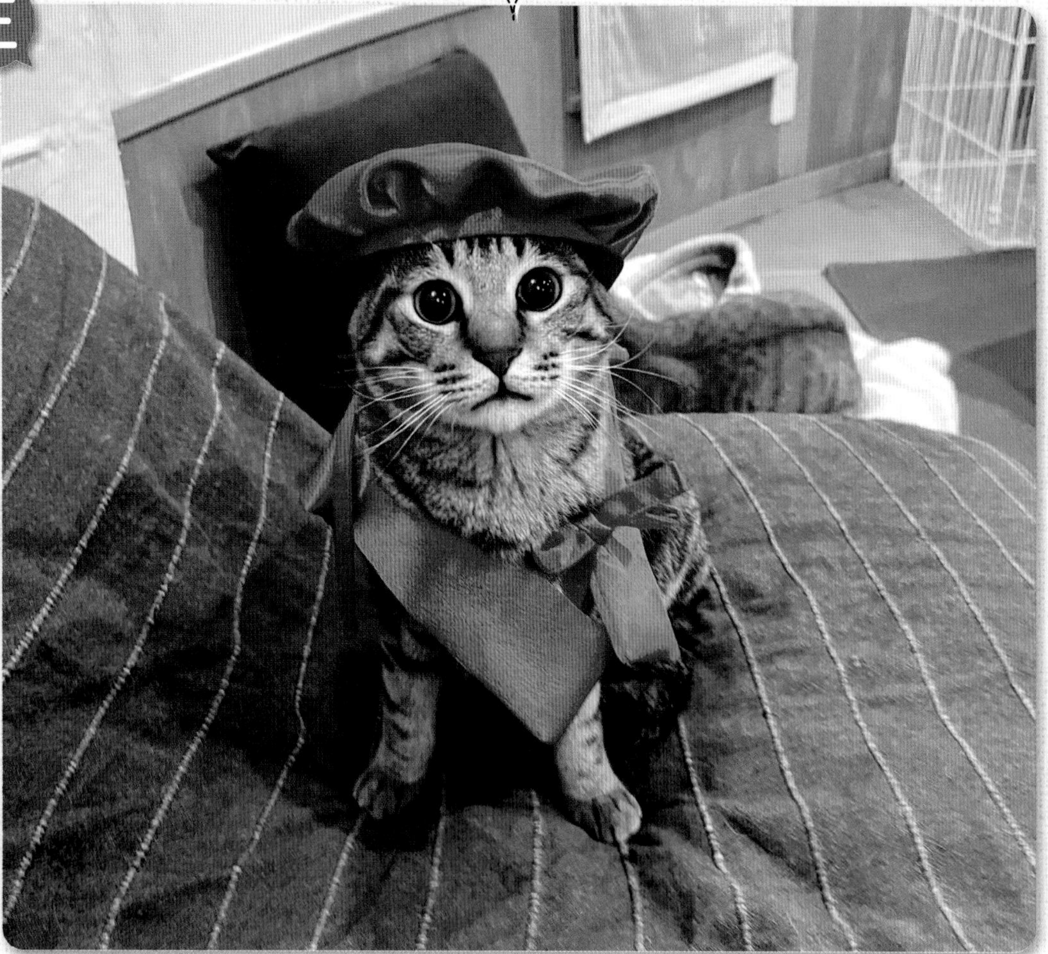

誤

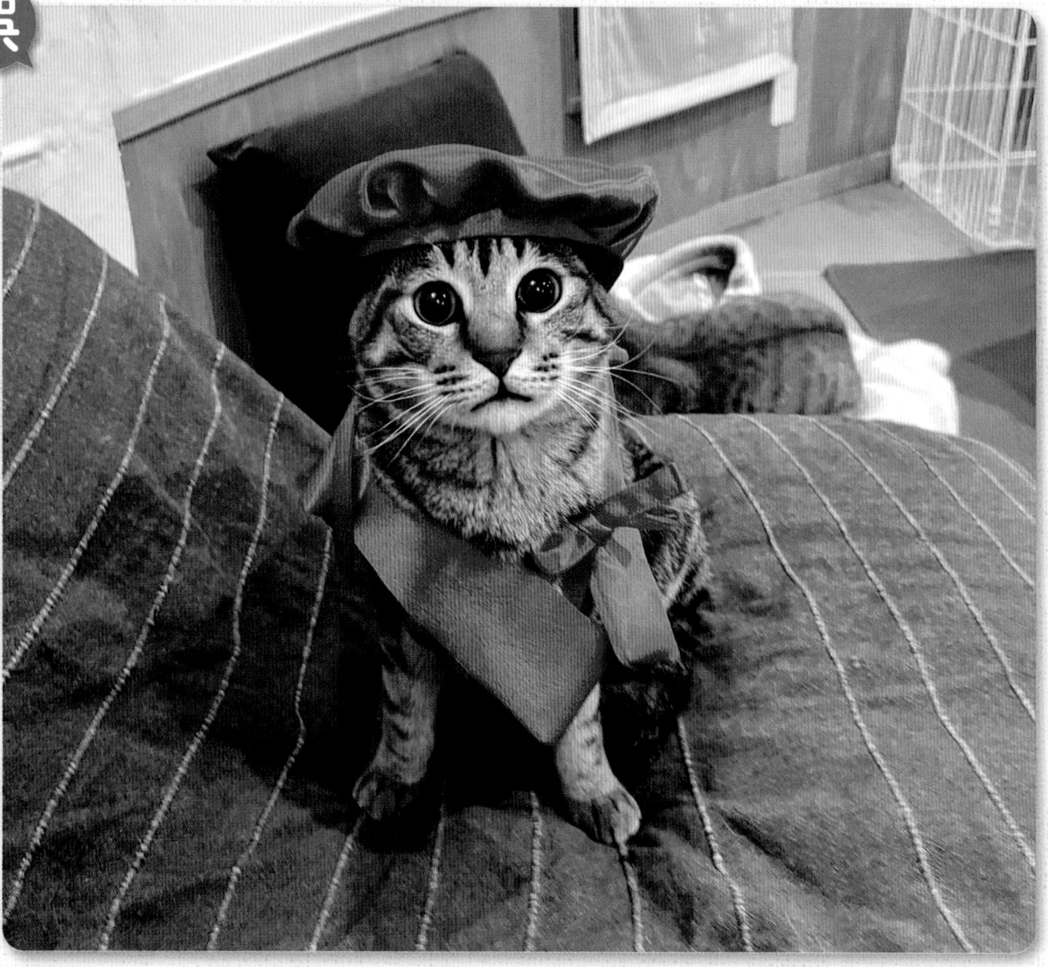

まちがいは5つ。1分で探してにゃ。

➡解答は68ページ

36 高みの見物ねこ

パパ、ママにいわれた
ゴミ出し忘れて
お出かけしたにゃ

1分で見つけた数	個
全部見つけるまでの時間	分　秒

正

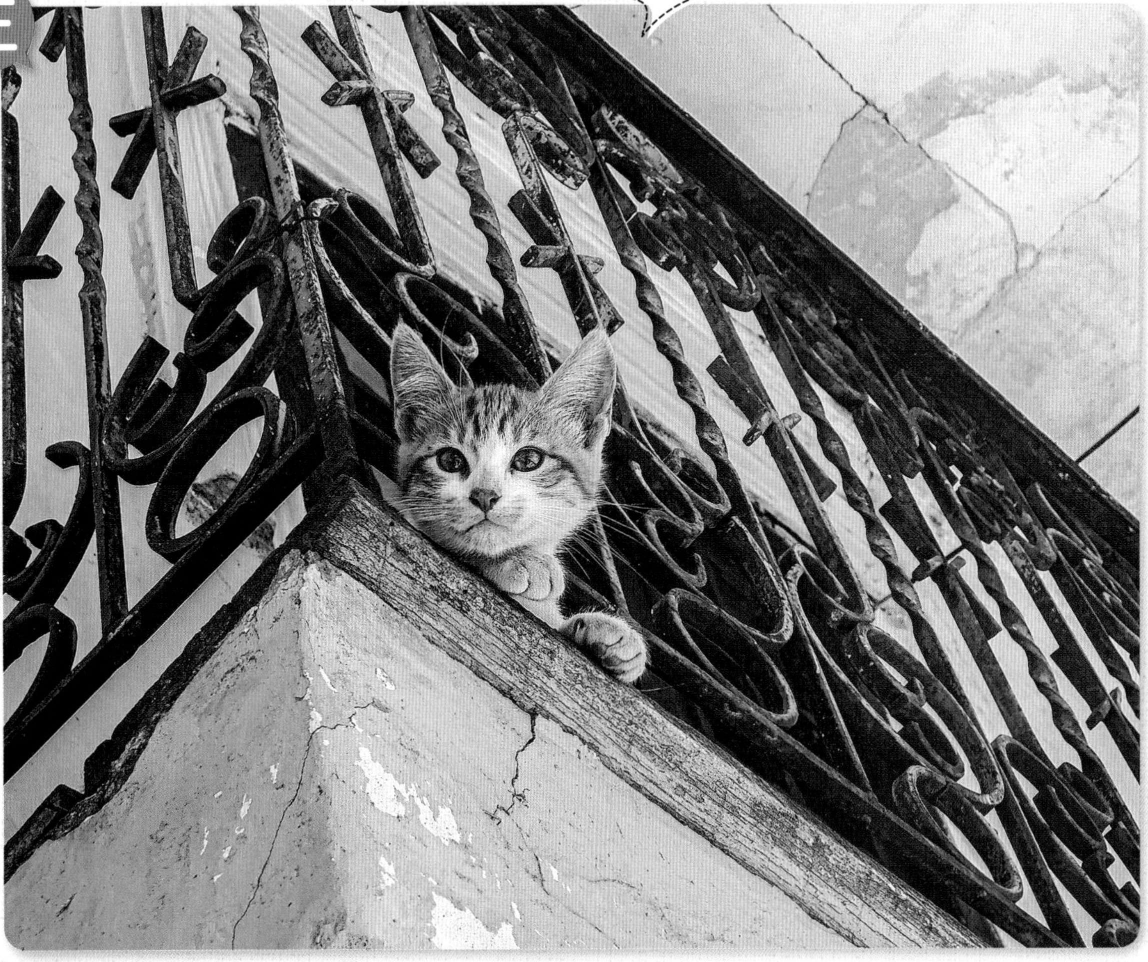

誤

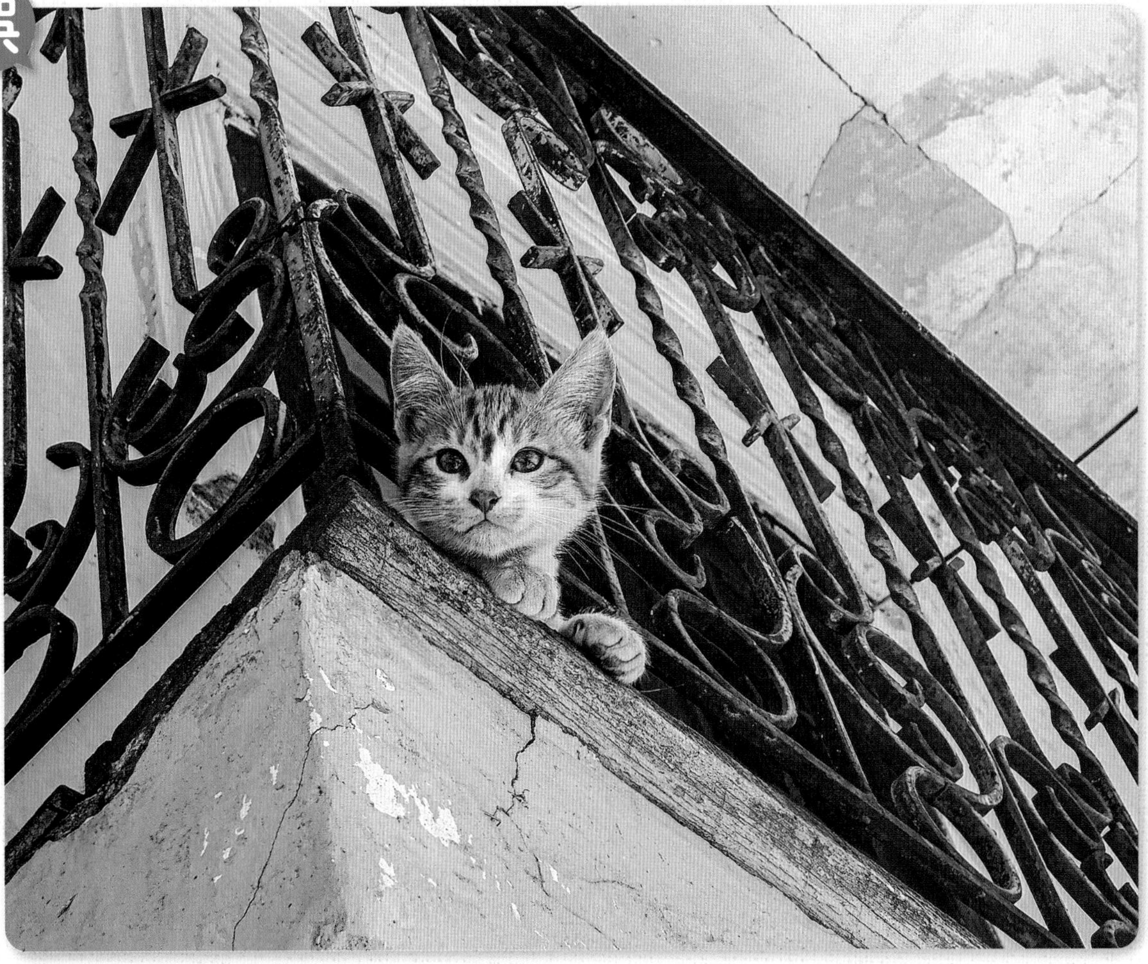

まちがいは5つ。1分で探してにゃ。

➡解答は68ページ

37 渋滞ねこ

（前に進めんにゃ…）

1分で見つけた数	個
全部見つけるまでの時間	分　秒

正

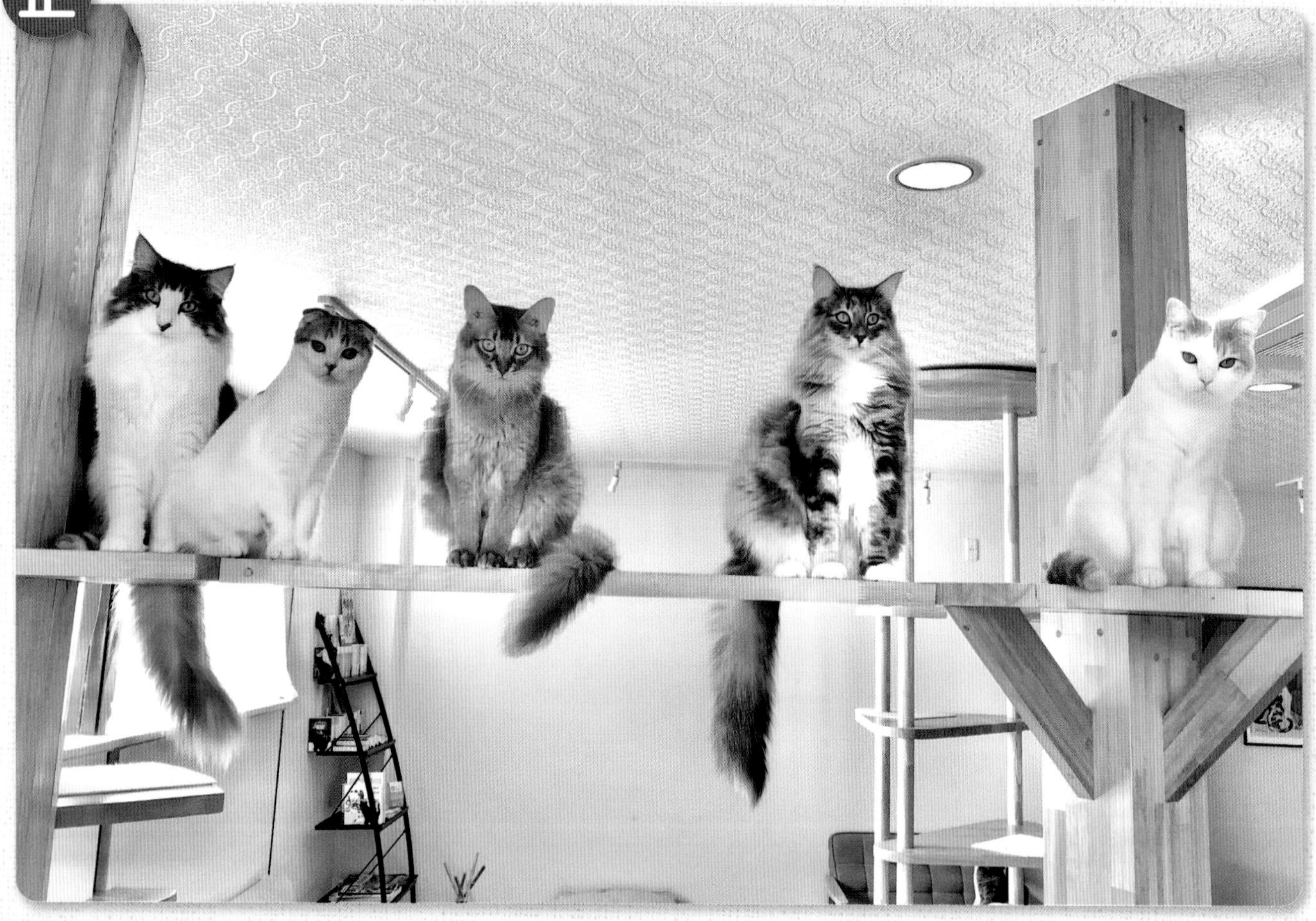

誤　まちがいは５つ。１分で探してにゃ。

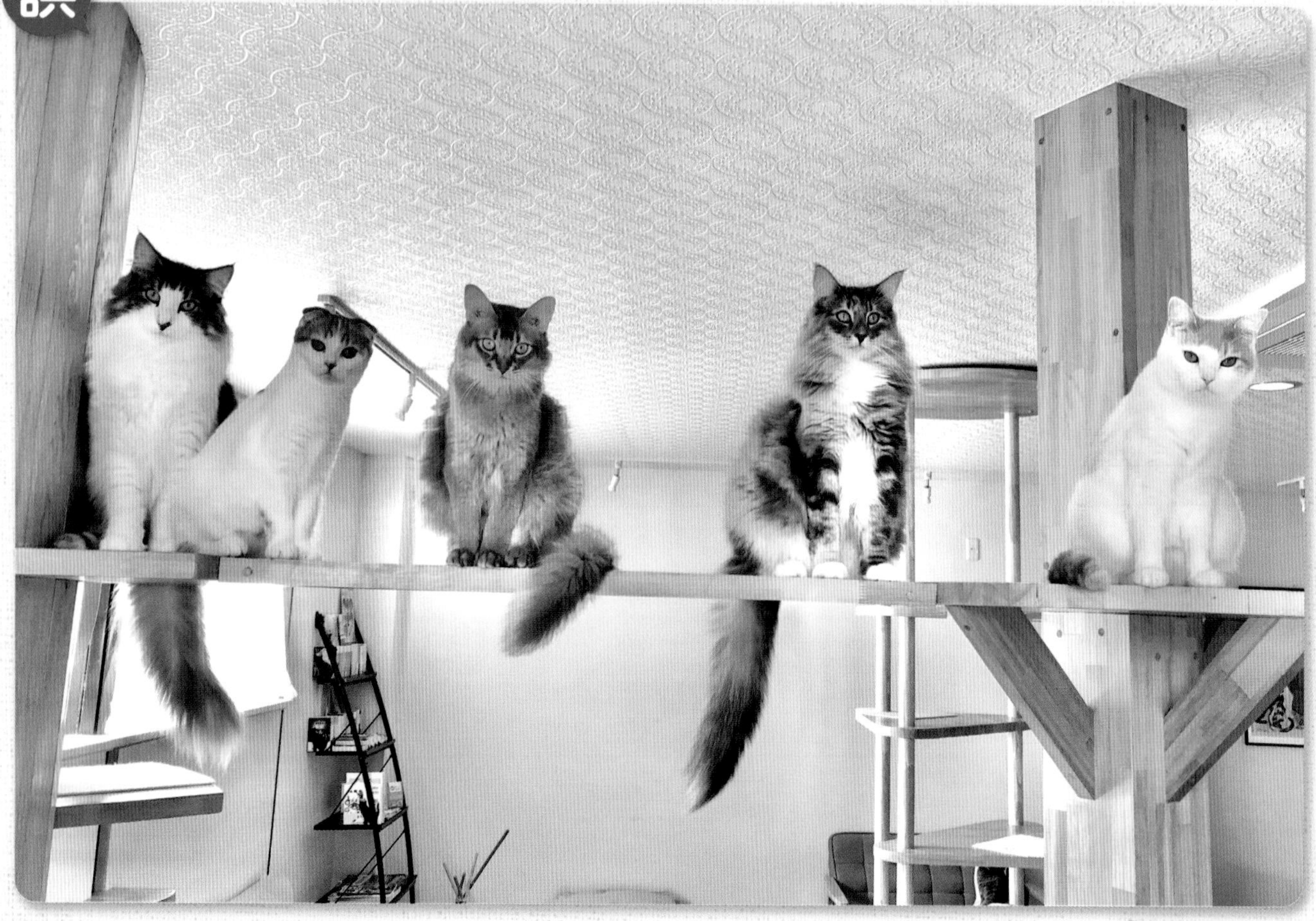

➡解答は68ページ

38 わんにゃんクリスマス

サンタさん
何くれるんだろう

きっと
いいものにゃ

1分で見つけた数	個
全部見つけるまでの時間	分　秒

正

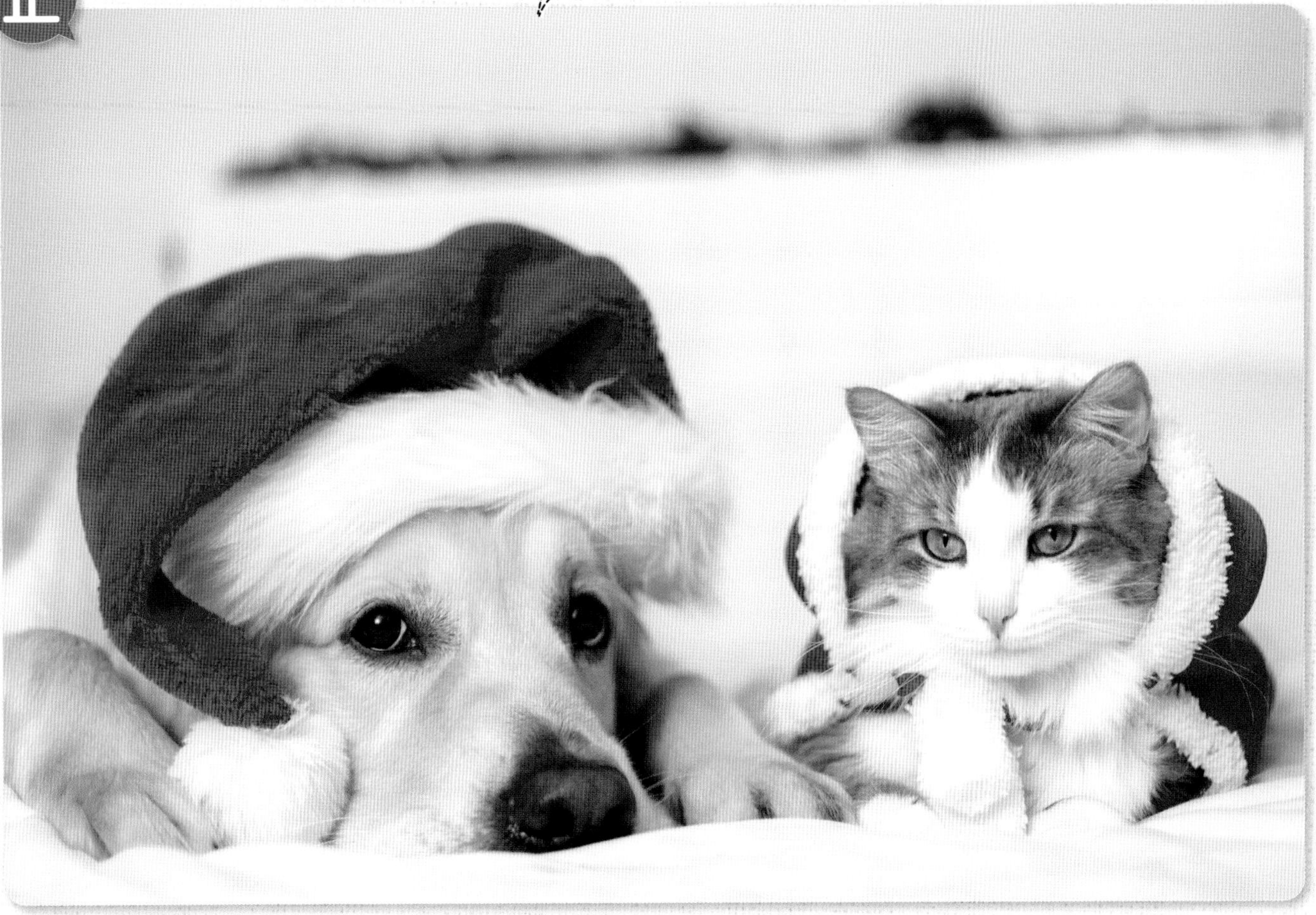

誤

まちがいは5つ。1分で探してにゃ。

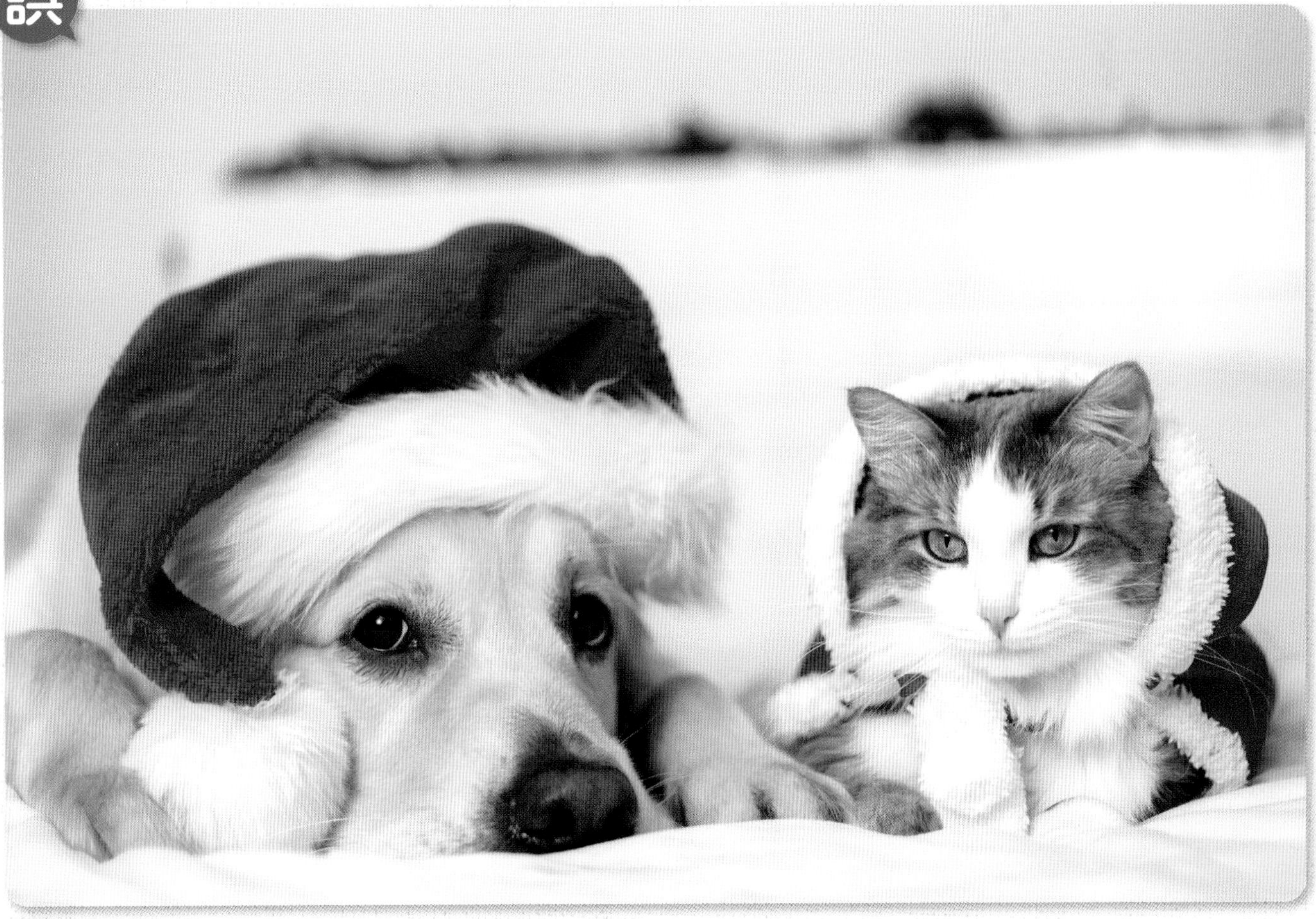

➡解答は68ページ

39 こそこそねこ

キリンさんにこっそり
秘密を教えるにゃ

そこ、
耳じゃないです

1分で見つけた数	個
全部見つけるまでの時間	分　秒

正

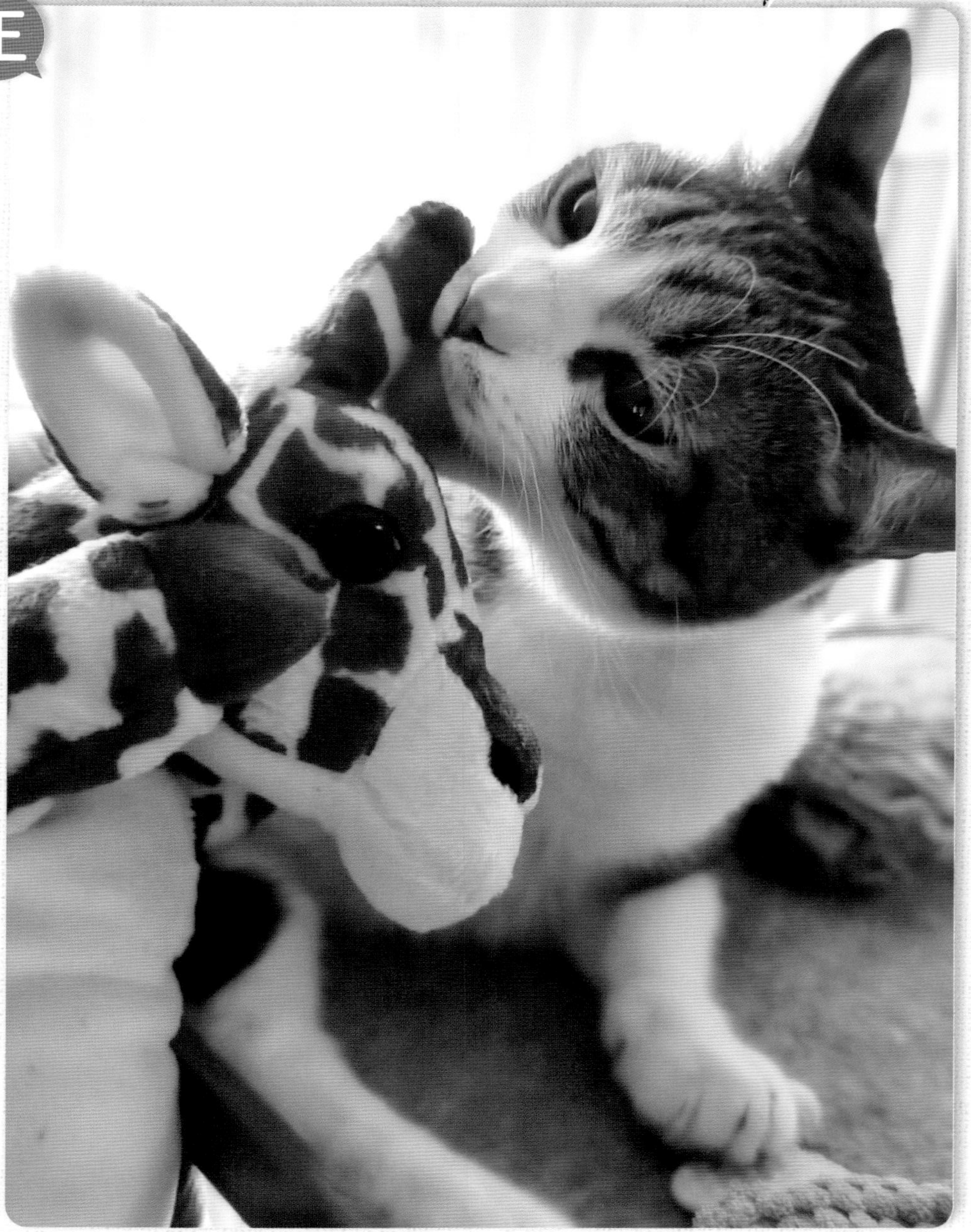

誤

まちがいは5つ。1分で探してにゃ。

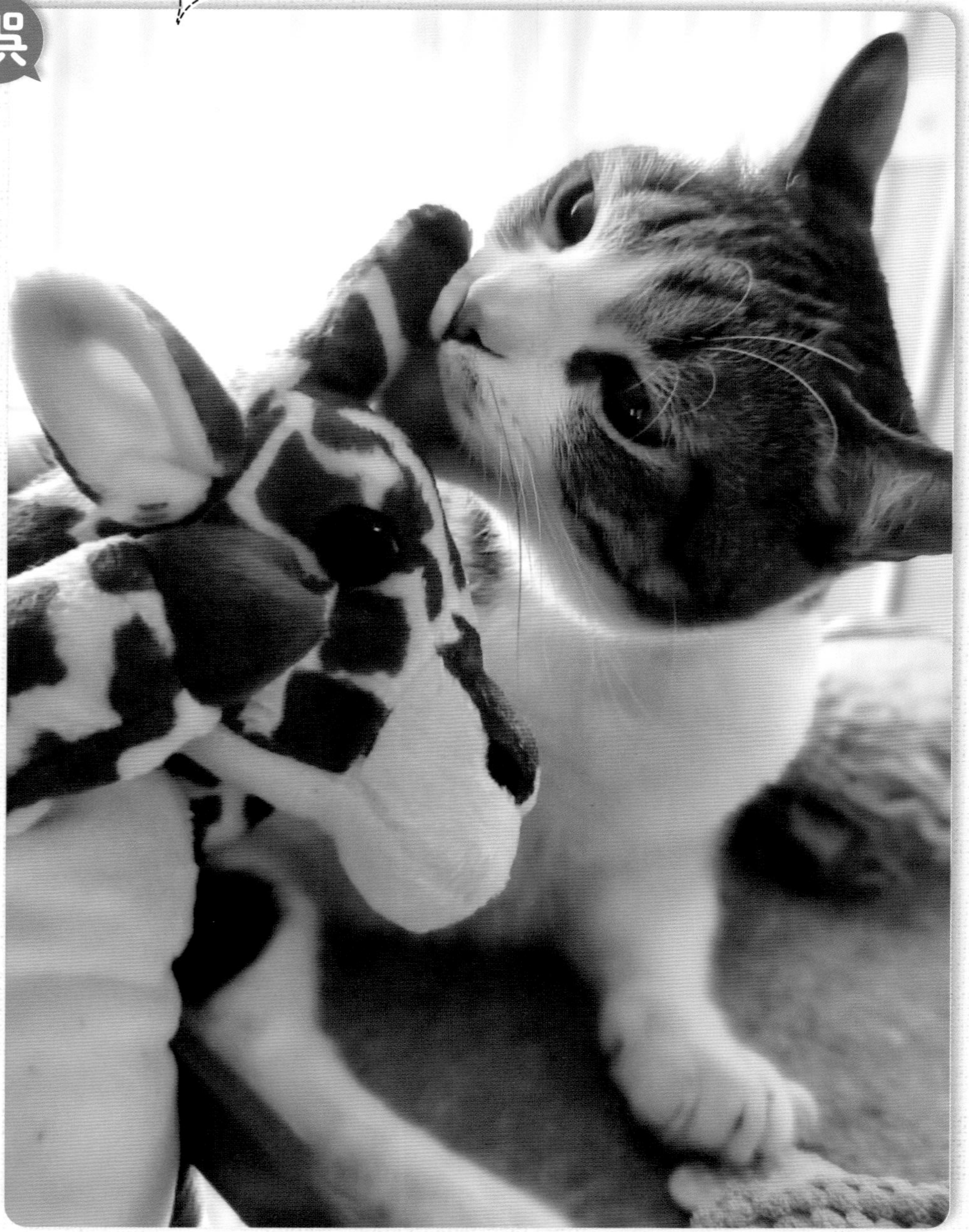

➡解答は69ページ

40 お忍びねこ

この中に隠れれば、
リゾートに行けるにゃ？

しー、静かに

1分で見つけた数	個
全部見つけるまでの時間	分　秒

正

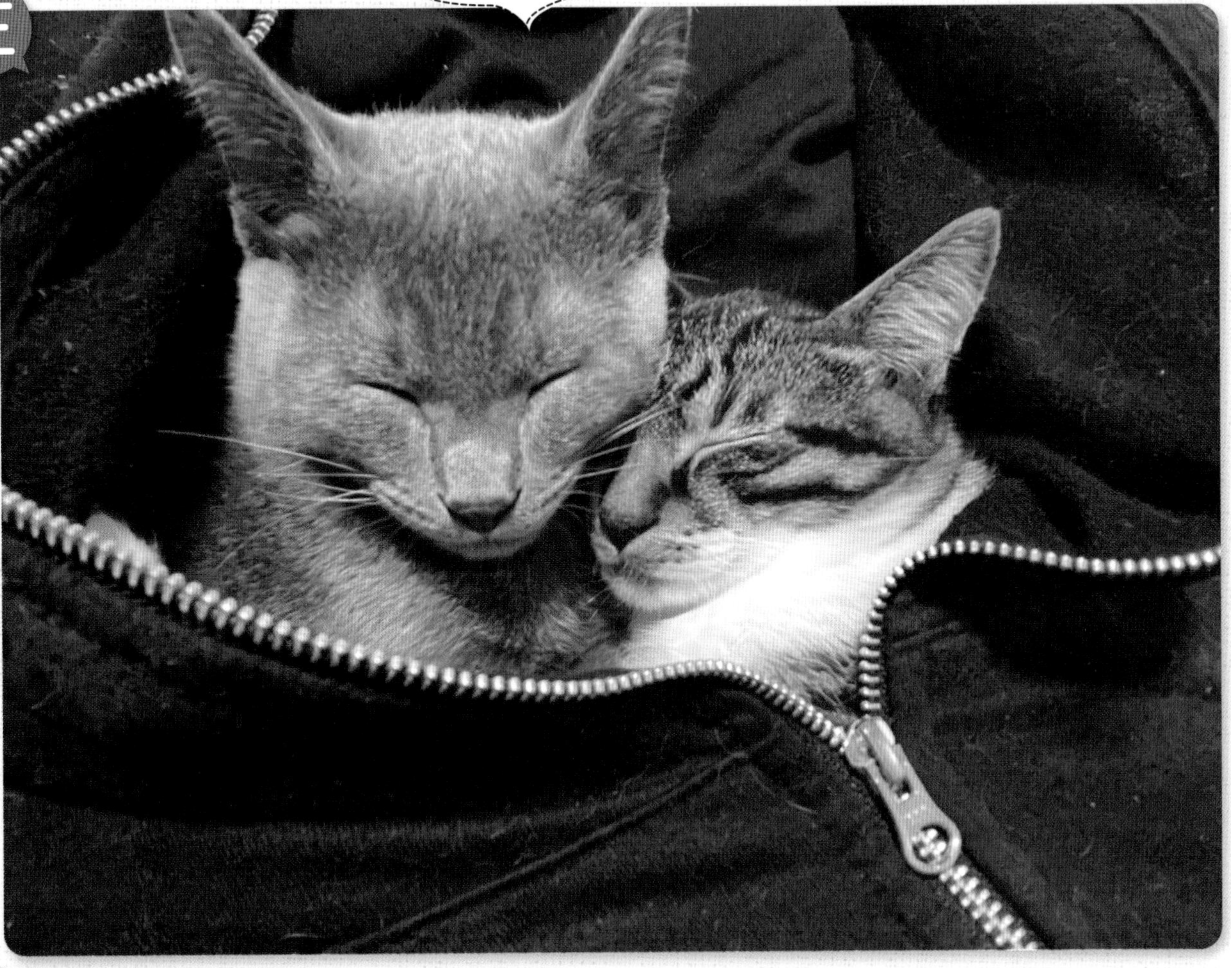

誤

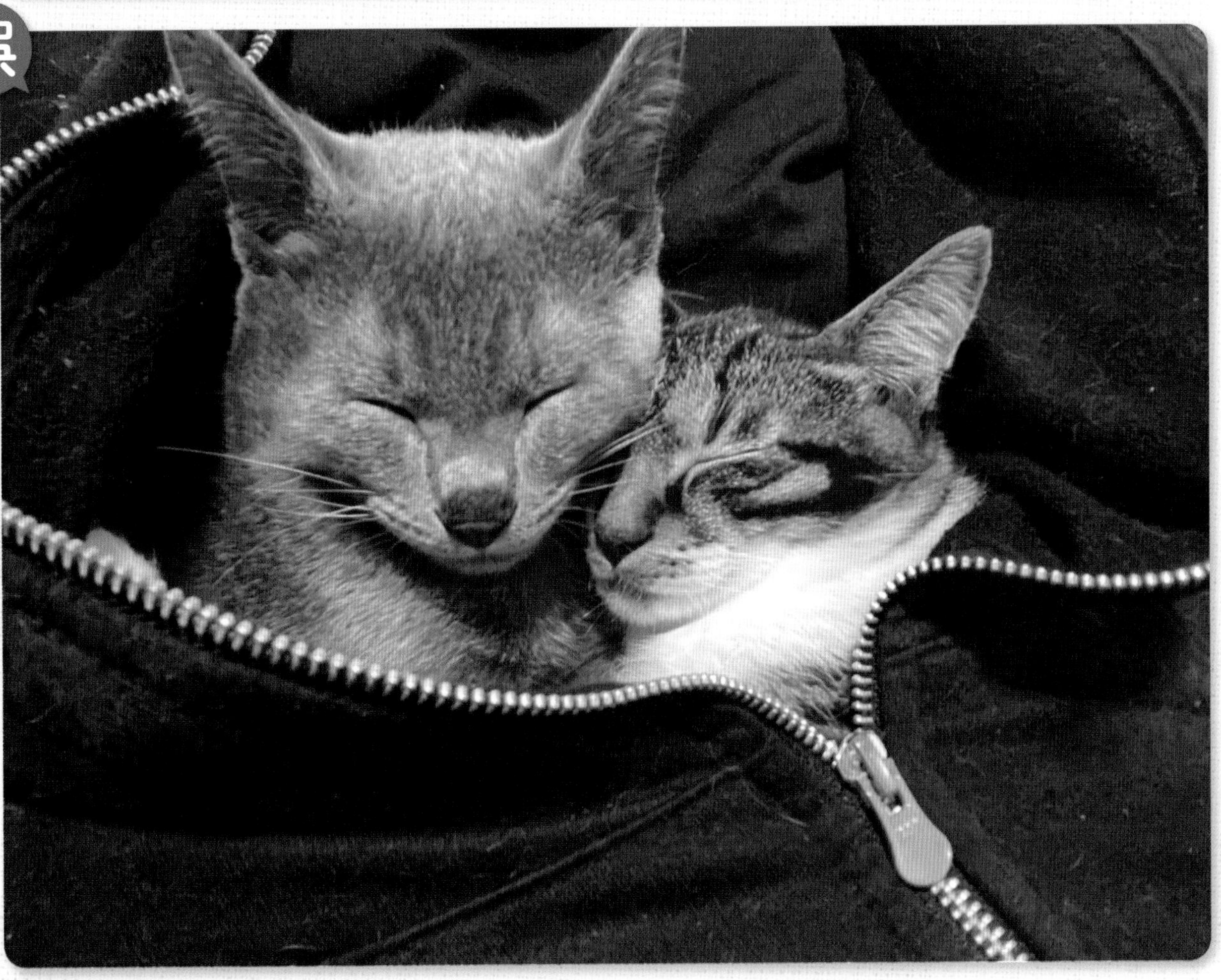

まちがいは5つ。1分で探してにゃ。

➡解答は69ページ

41 はい、チーズねこ

これ、ハチワレくん、
カメラはあっちにゃ

1分で見つけた数	個
全部見つけるまでの時間	分　秒

正

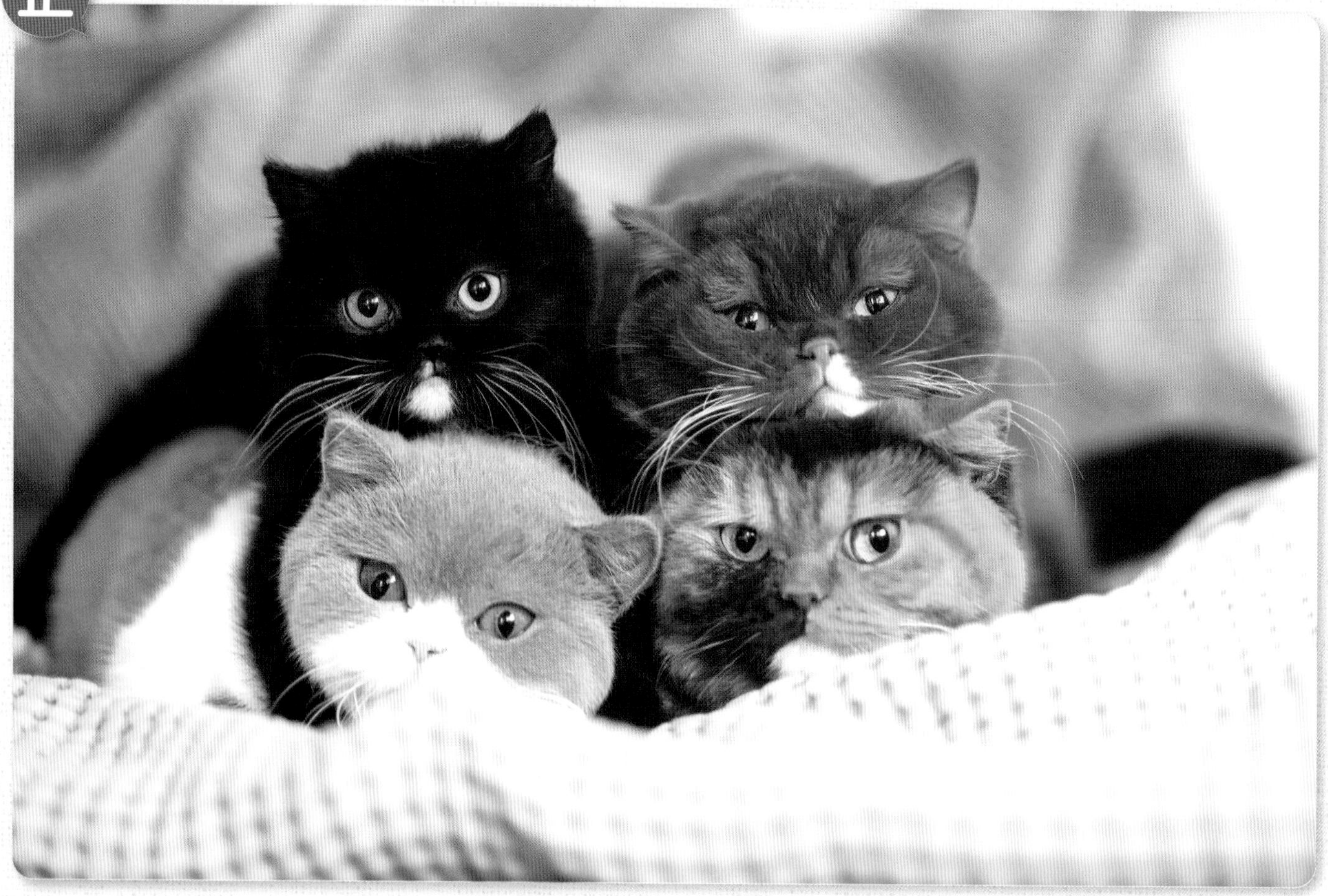

誤　まちがいは5つ。1分で探してにゃ。

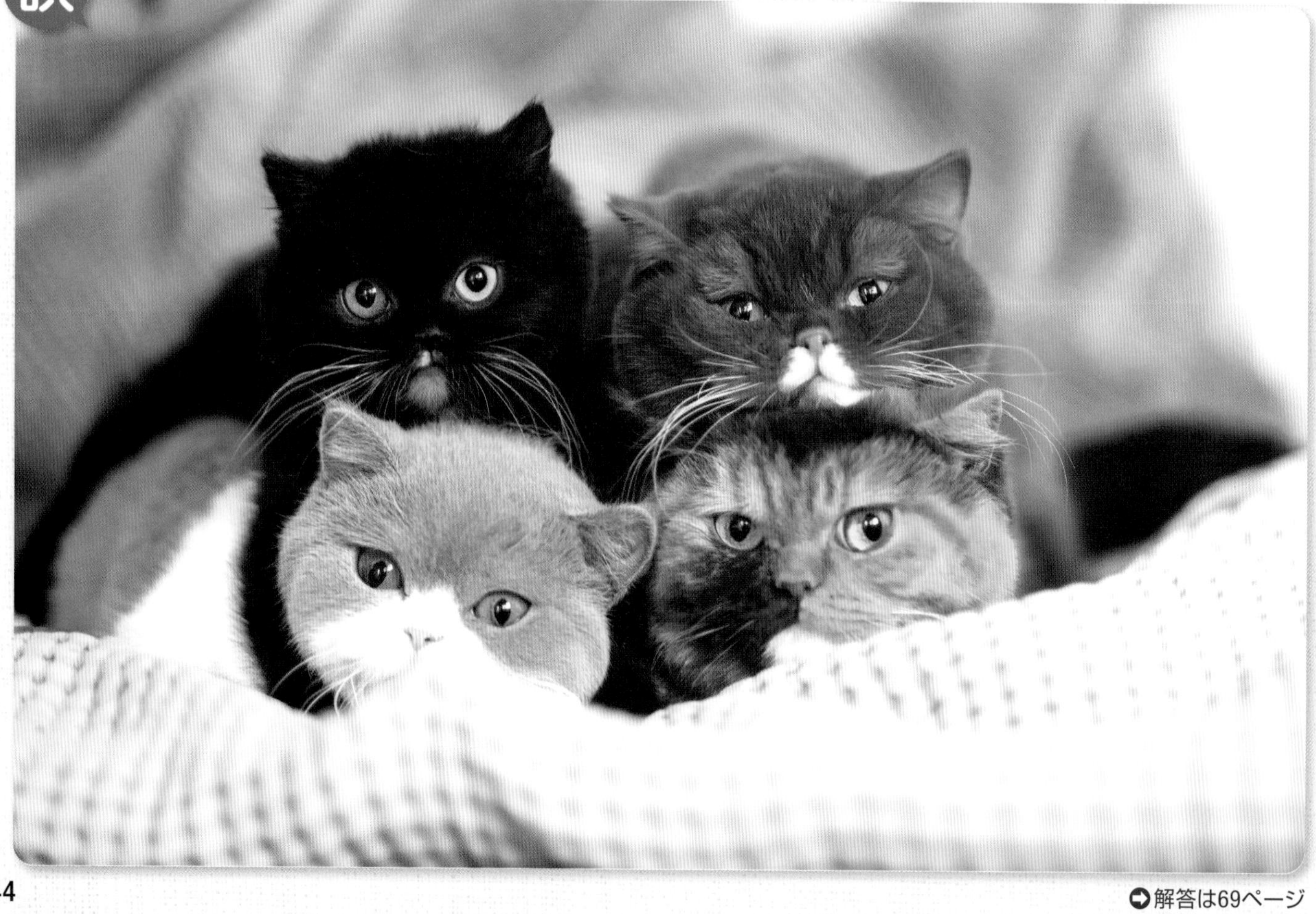

➡解答は69ページ

42 生活の知恵ねこ

1分で見つけた数		個
全部見つけるまでの時間	分	秒

➡ 解答は69ページ

ねこのみんな、
シッポを鏡で
見るときは
少し端に寄ると
いいにゃ

正

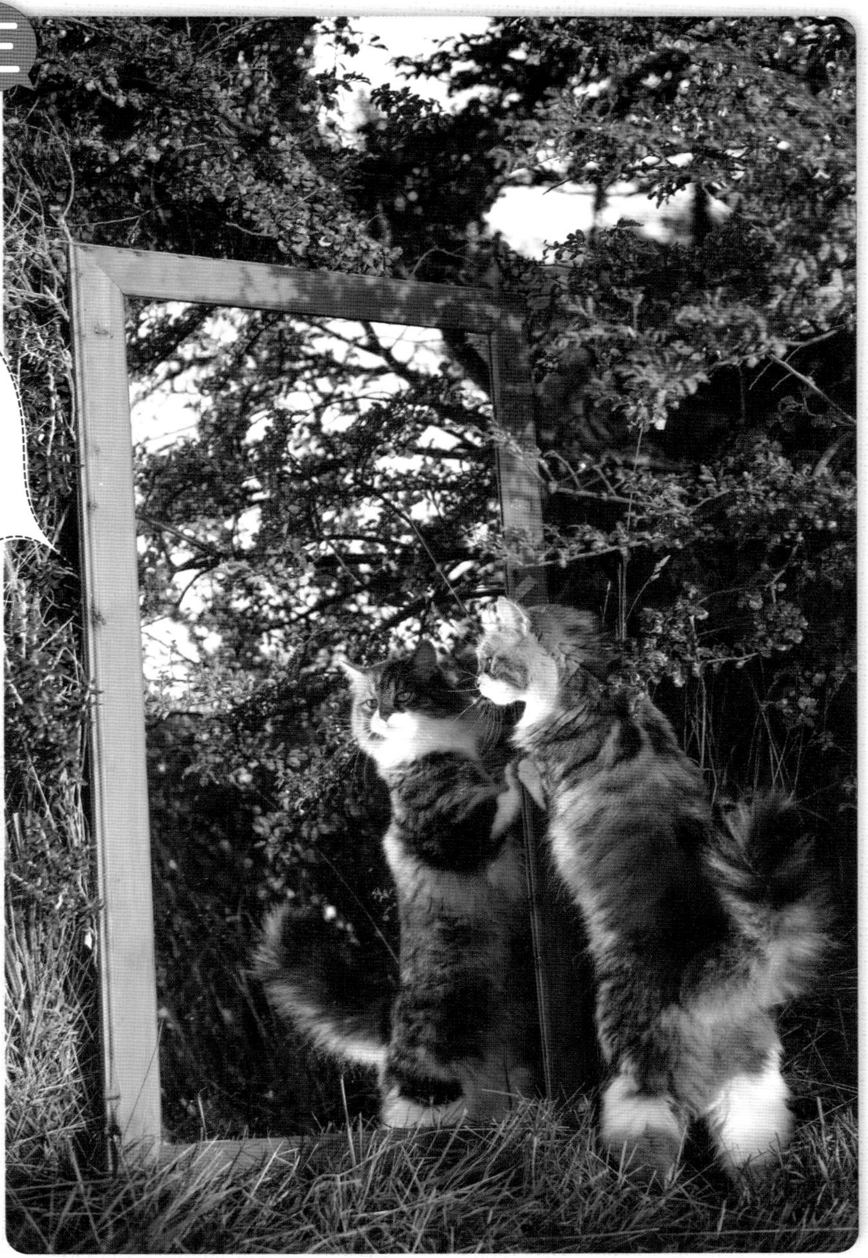

誤

まちがいは5つ。1分で探してにゃ。

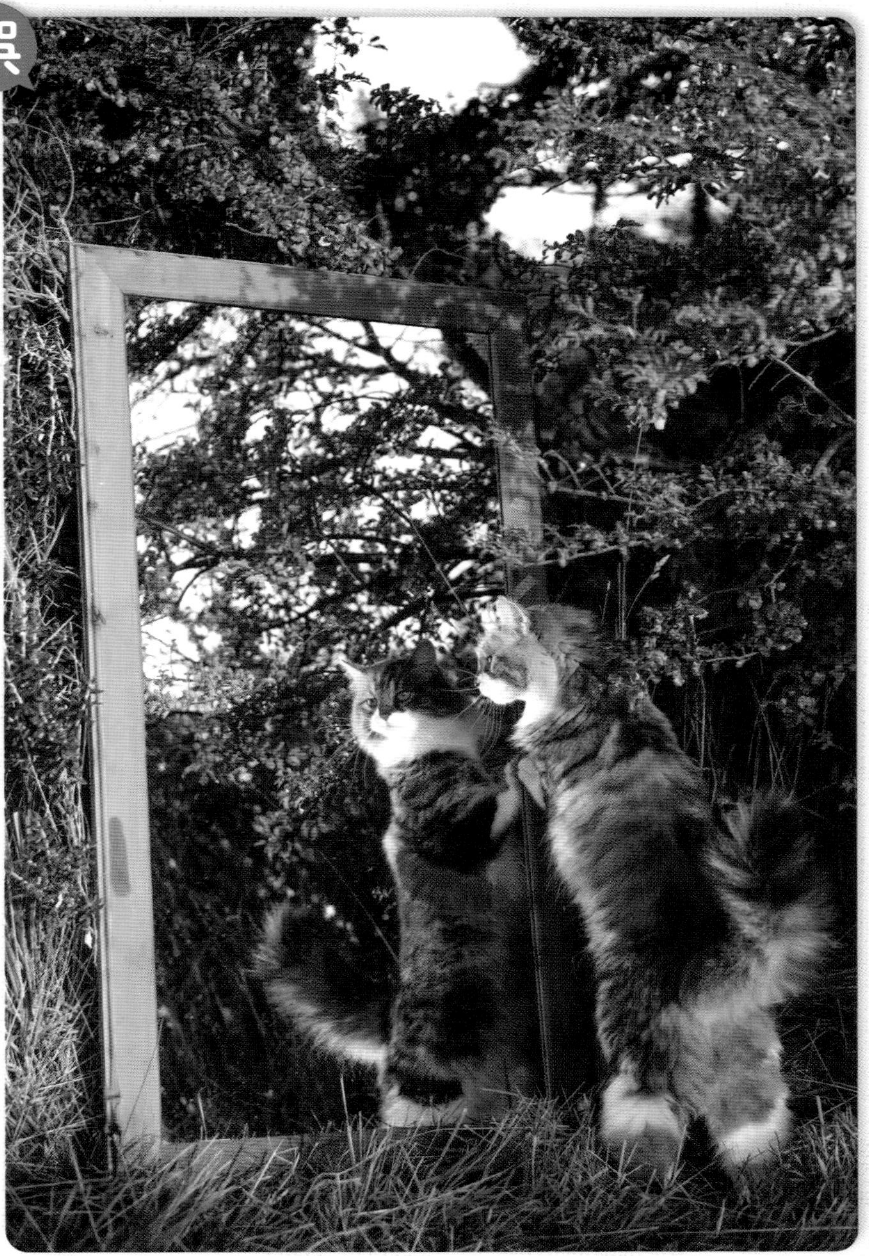

43 かくれんぼねこ

さすがに見つけるの
早すぎない?!

1分で見つけた数	個
全部見つけるまでの時間	分　秒

正

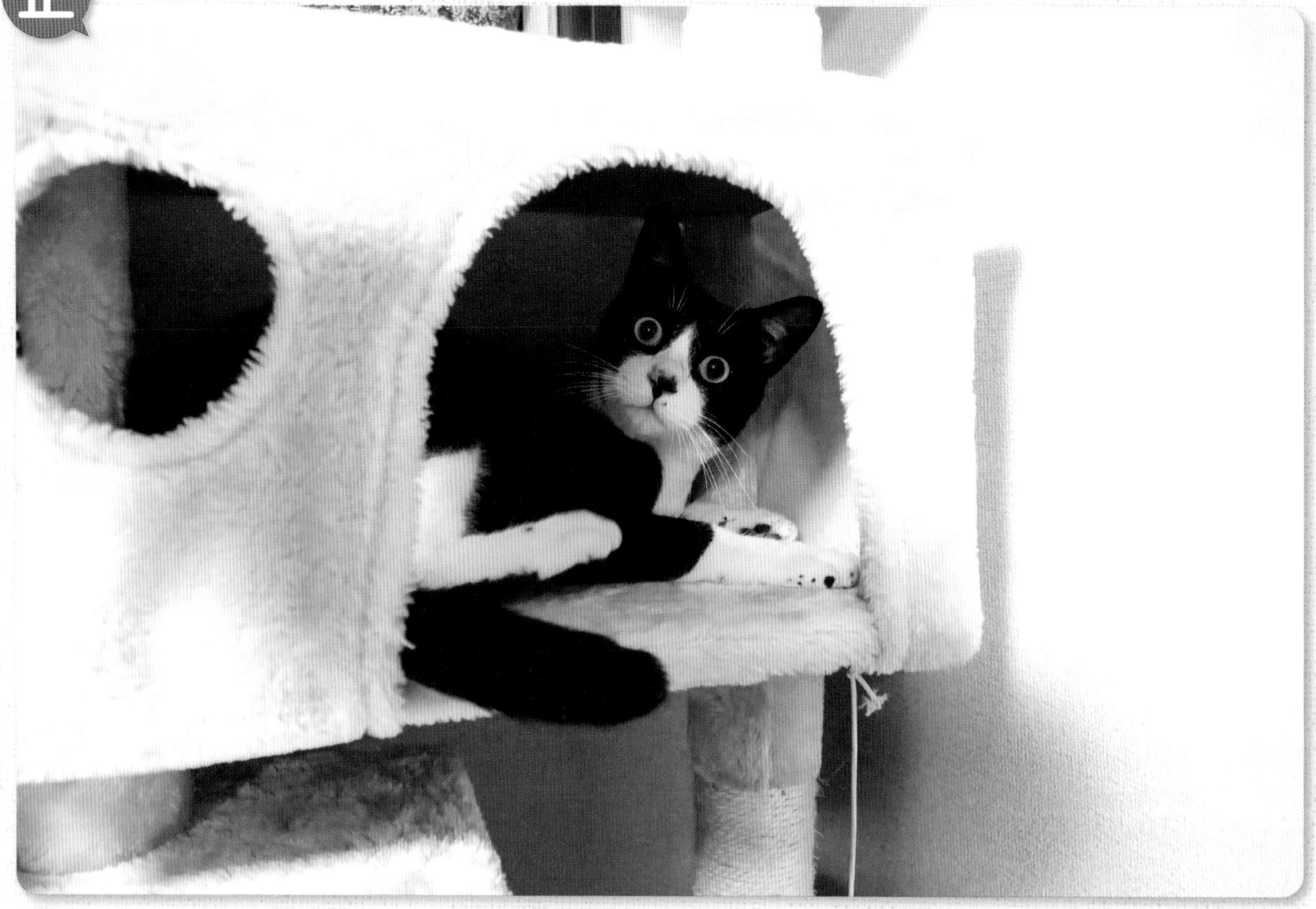

誤　まちがいは５つ。１分で探してにゃ。

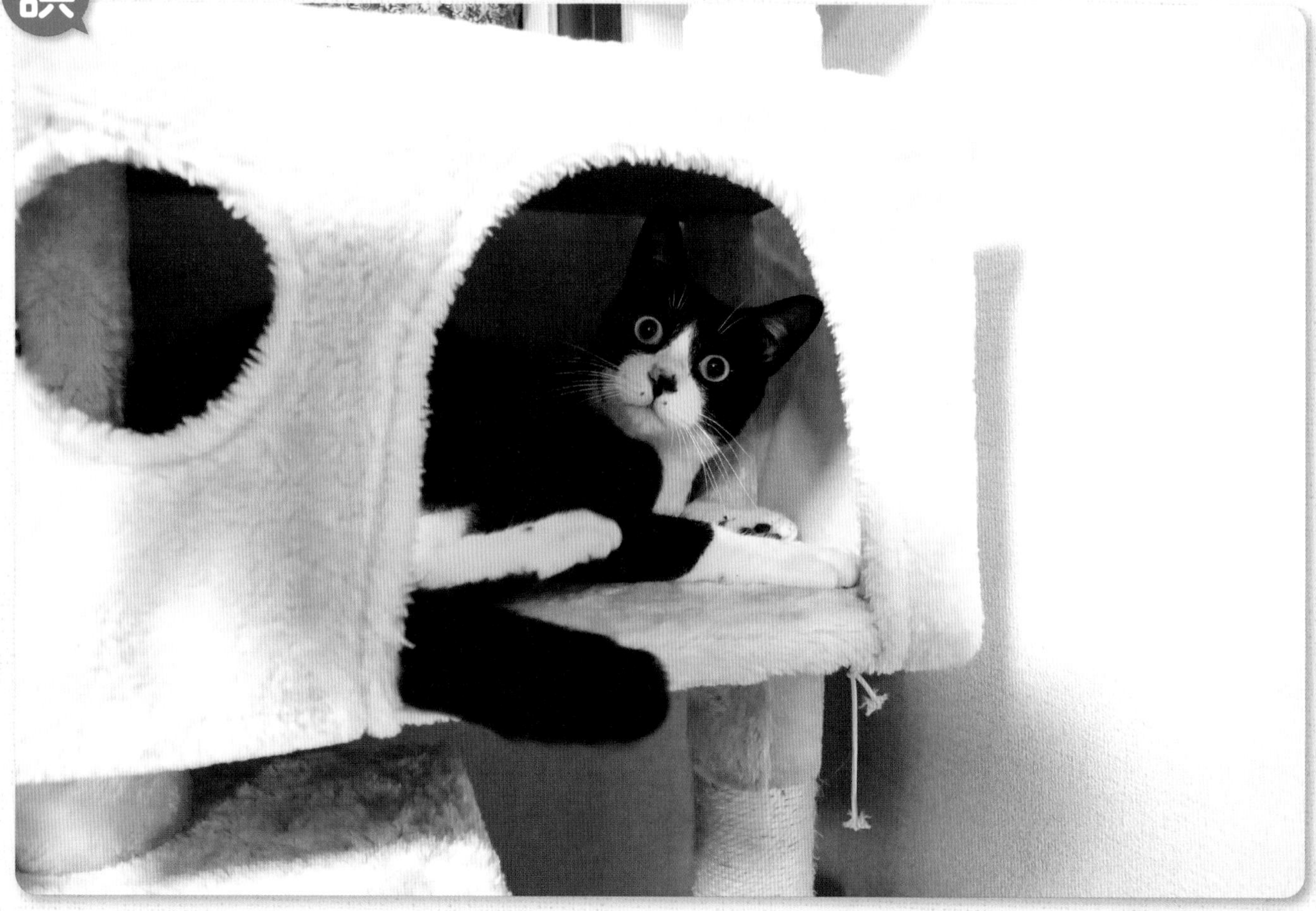

➡解答は69ページ

44 レントゲンねこ

はい。
おーきく息を吸ってー…。
止める！

1分で見つけた数		個
全部見つけるまでの時間	分	秒

正

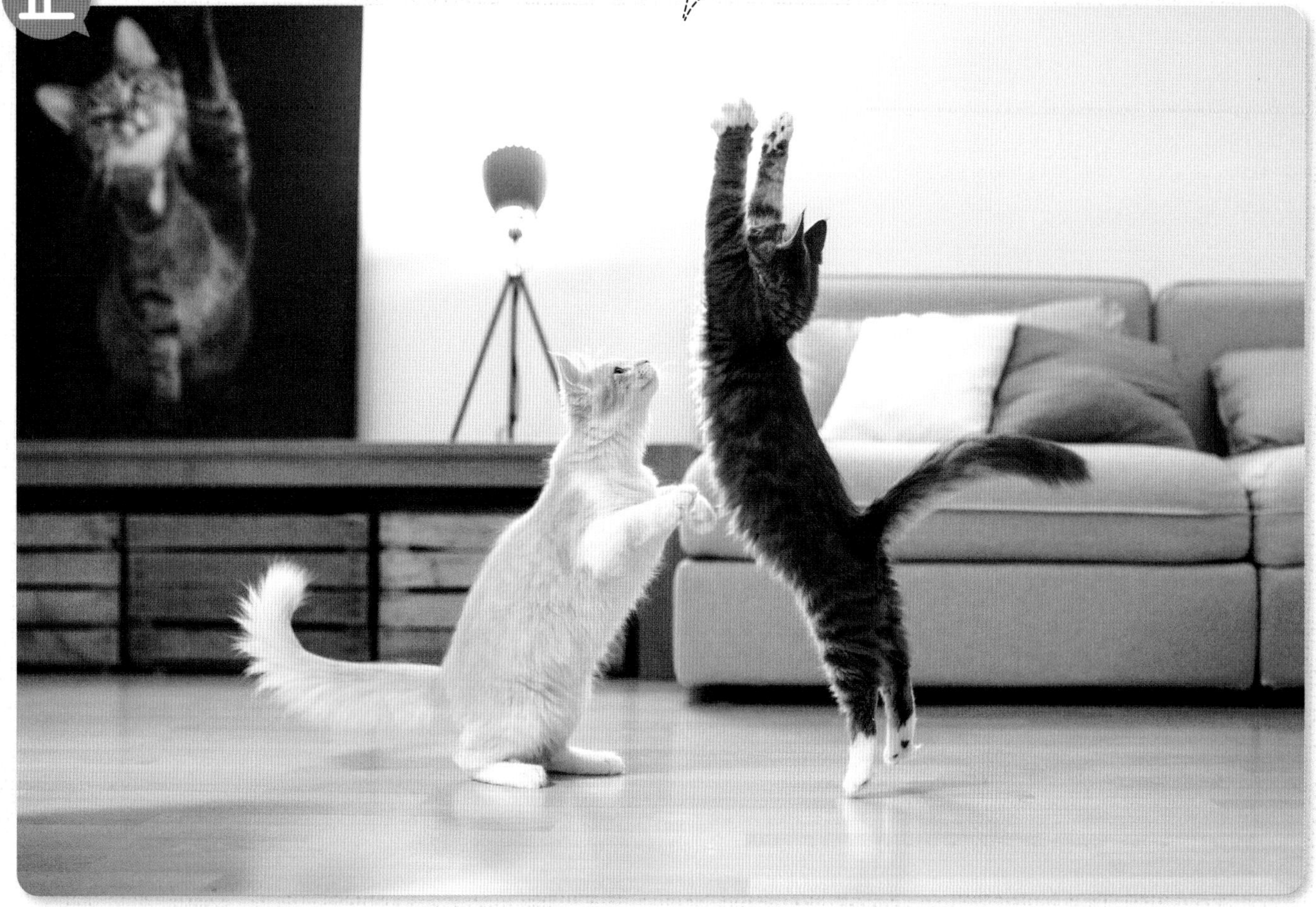

誤　まちがいは5つ。1分で探してにゃ。

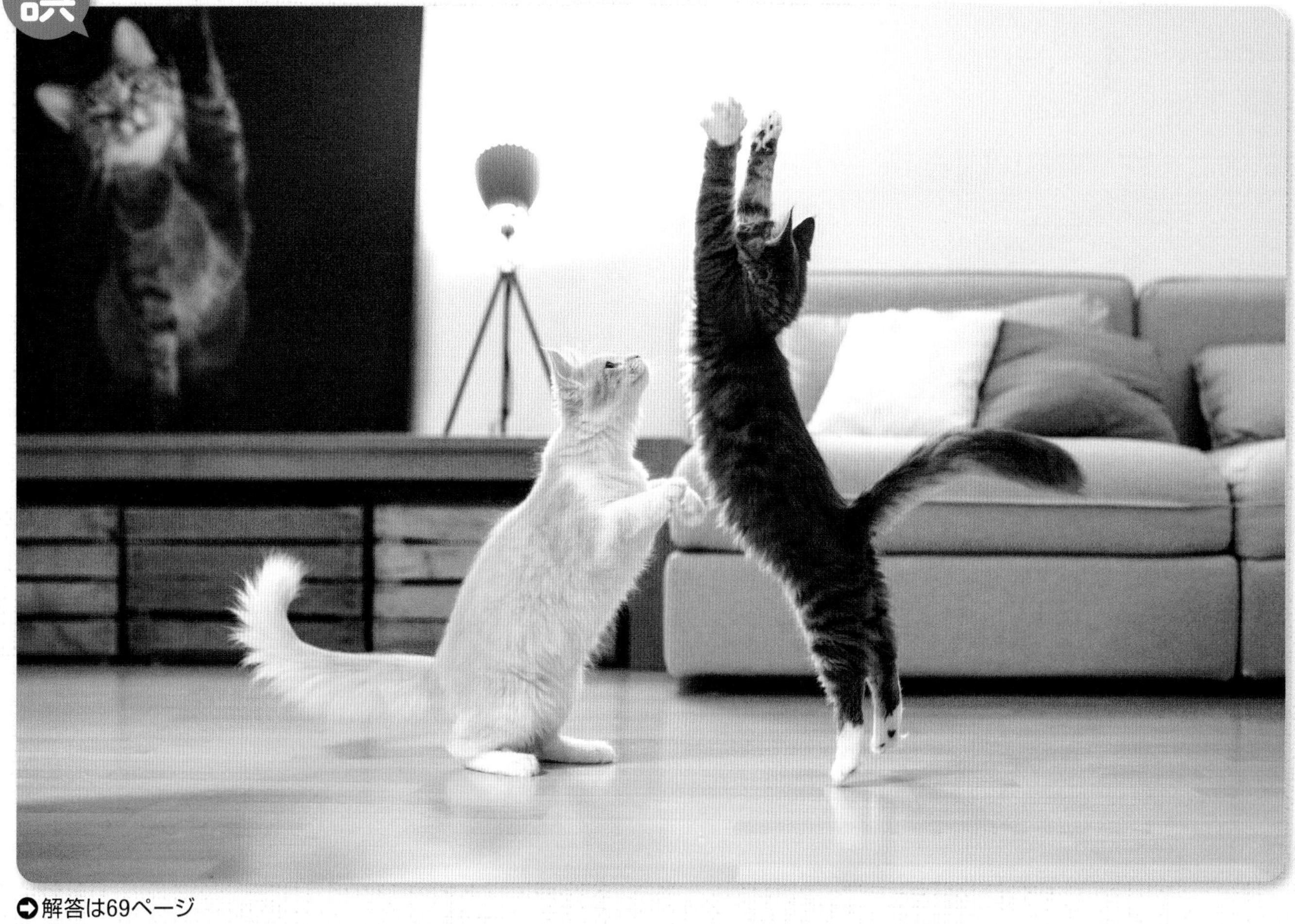

➡解答は69ページ

45 寝床ねこ

じゃ、もうちょっと右に寄るから
ここ使っていいにゃ。感謝するにゃ

1分で見つけた数	個
全部見つけるまでの時間	分　秒

正

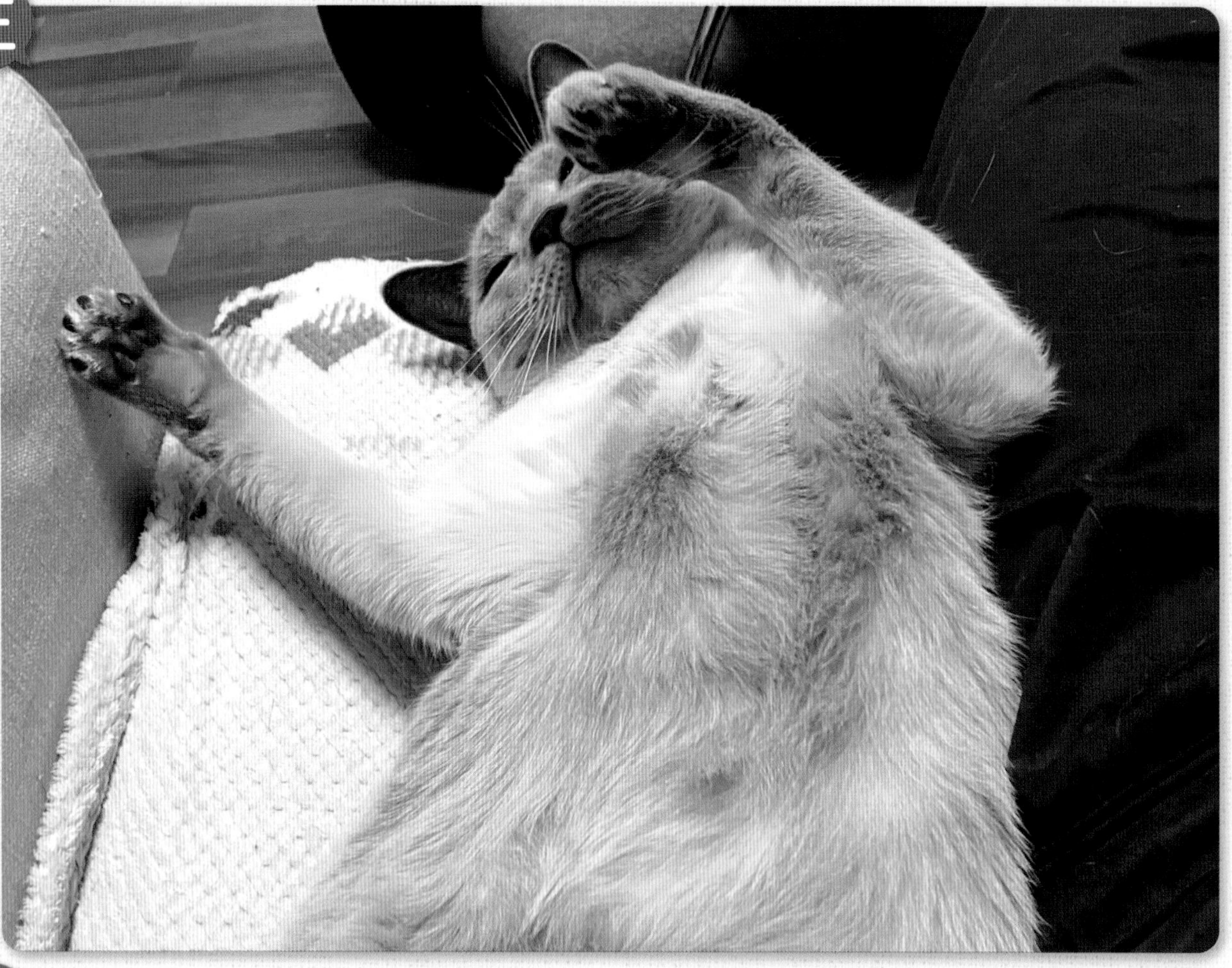

誤

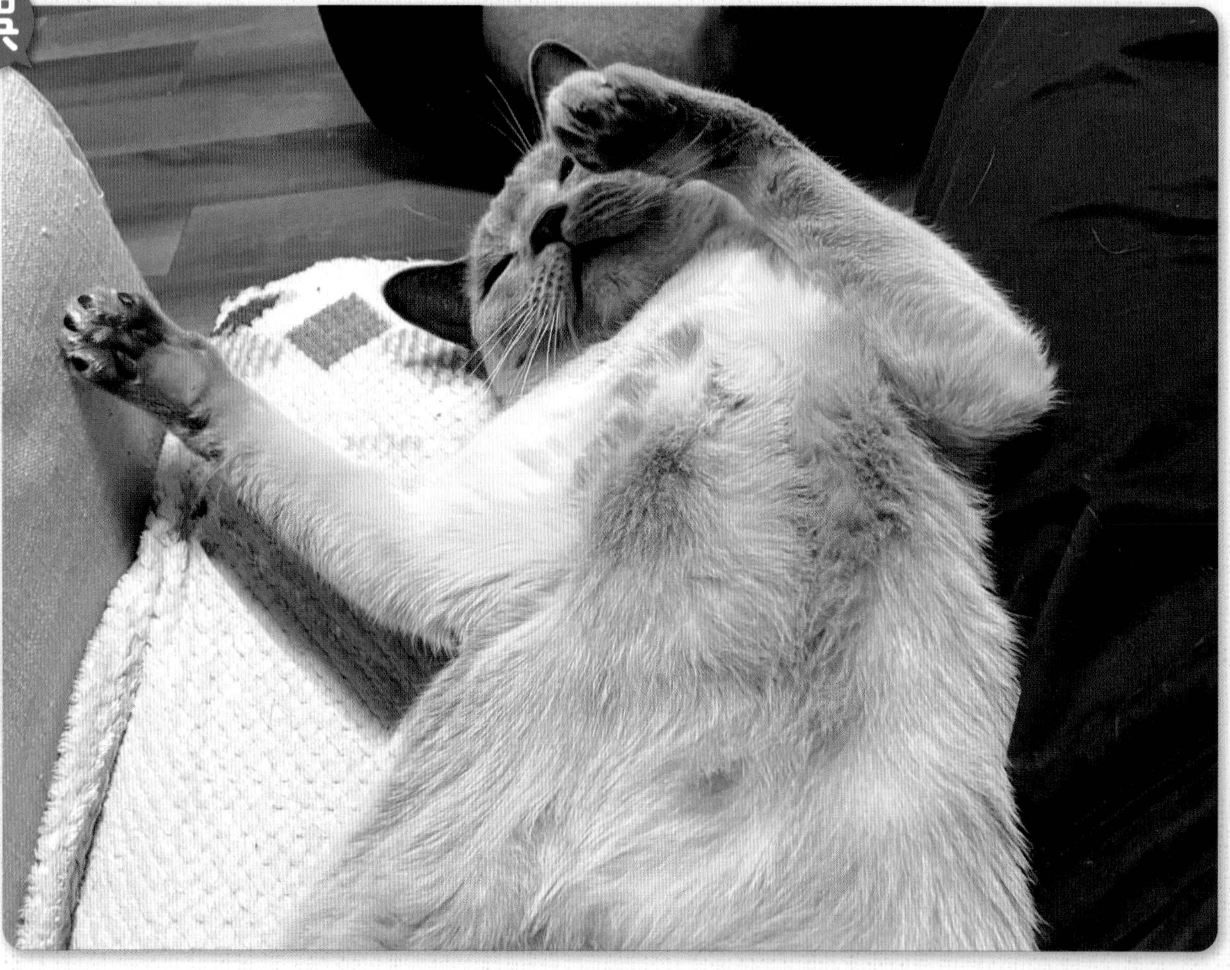

まちがいは5つ。1分で探してにゃ。

➡解答は69ページ

46 本物がわかるねこ

こっちの方が
高いねこ缶か…？

1分で見つけた数	個
全部見つけるまでの時間	分　秒

正

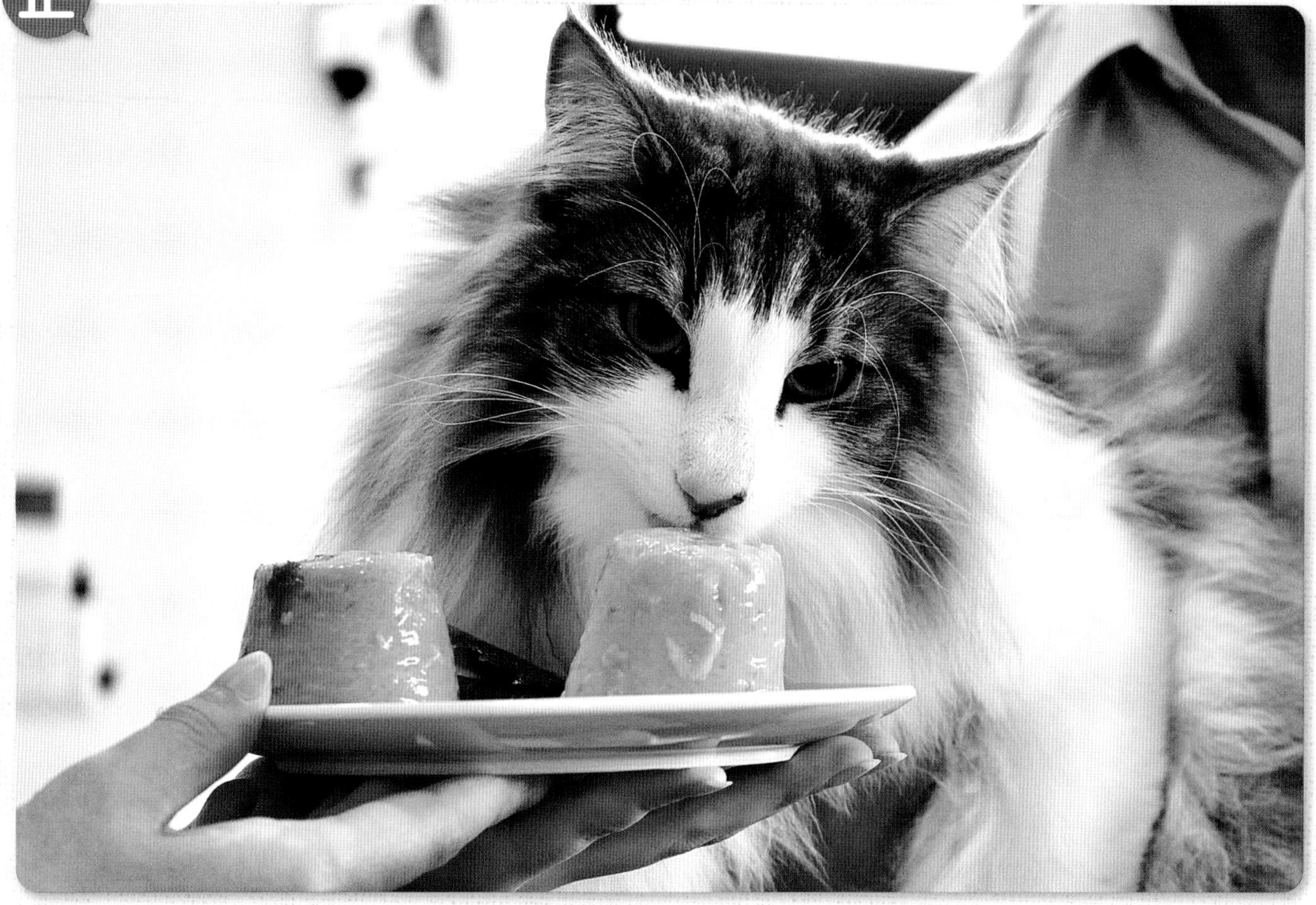

誤　まちがいは５つ。１分で探してにゃ。

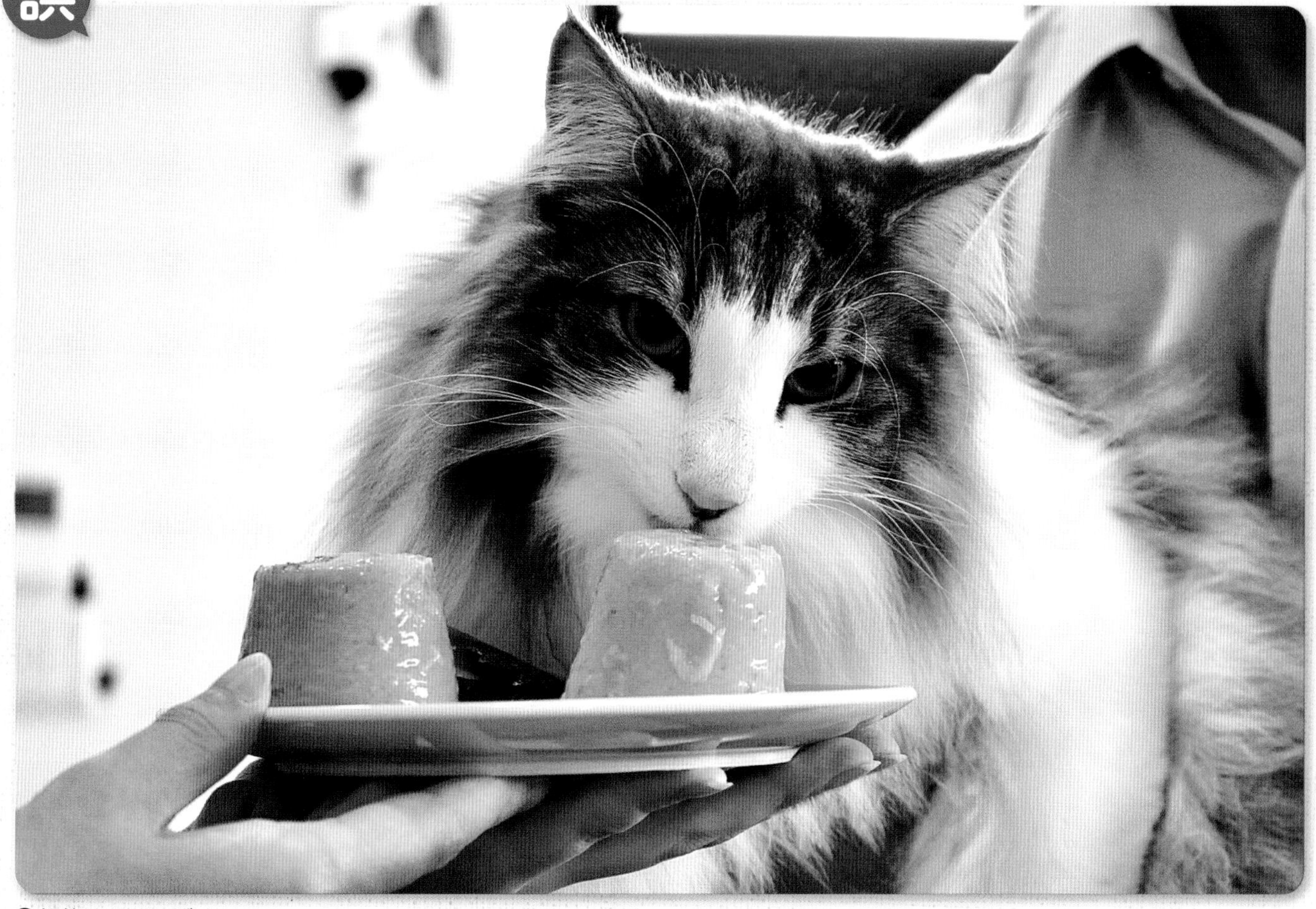

➡解答は70ページ

47

昼下がりの通販番組ねこ

羽毛布団が２つで
そんな価格になるの？
安いわねぇ～

1分で見つけた数	個
全部見つけるまでの時間	分　秒

正

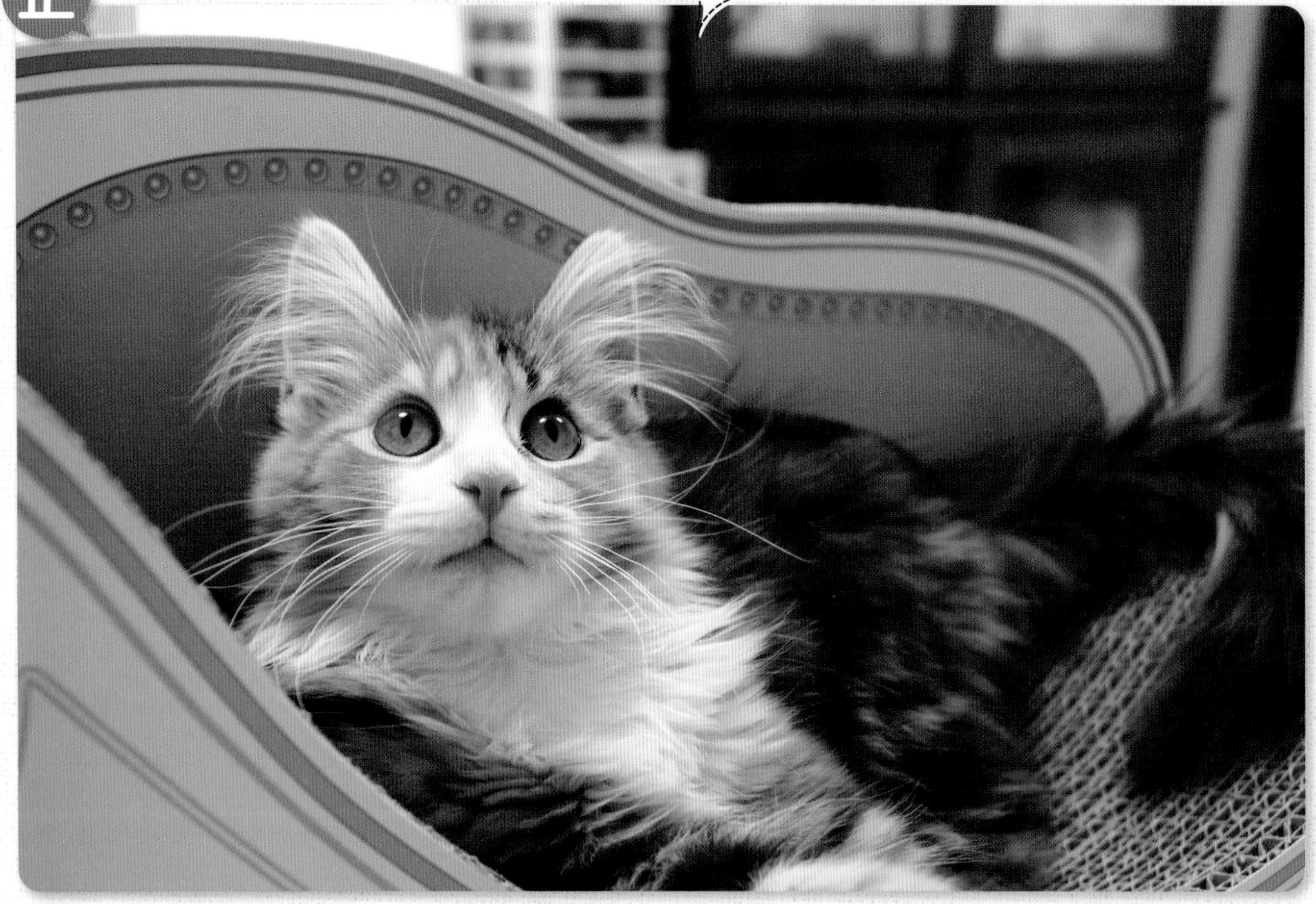

誤

まちがいは５つ。１分で探してにゃ。

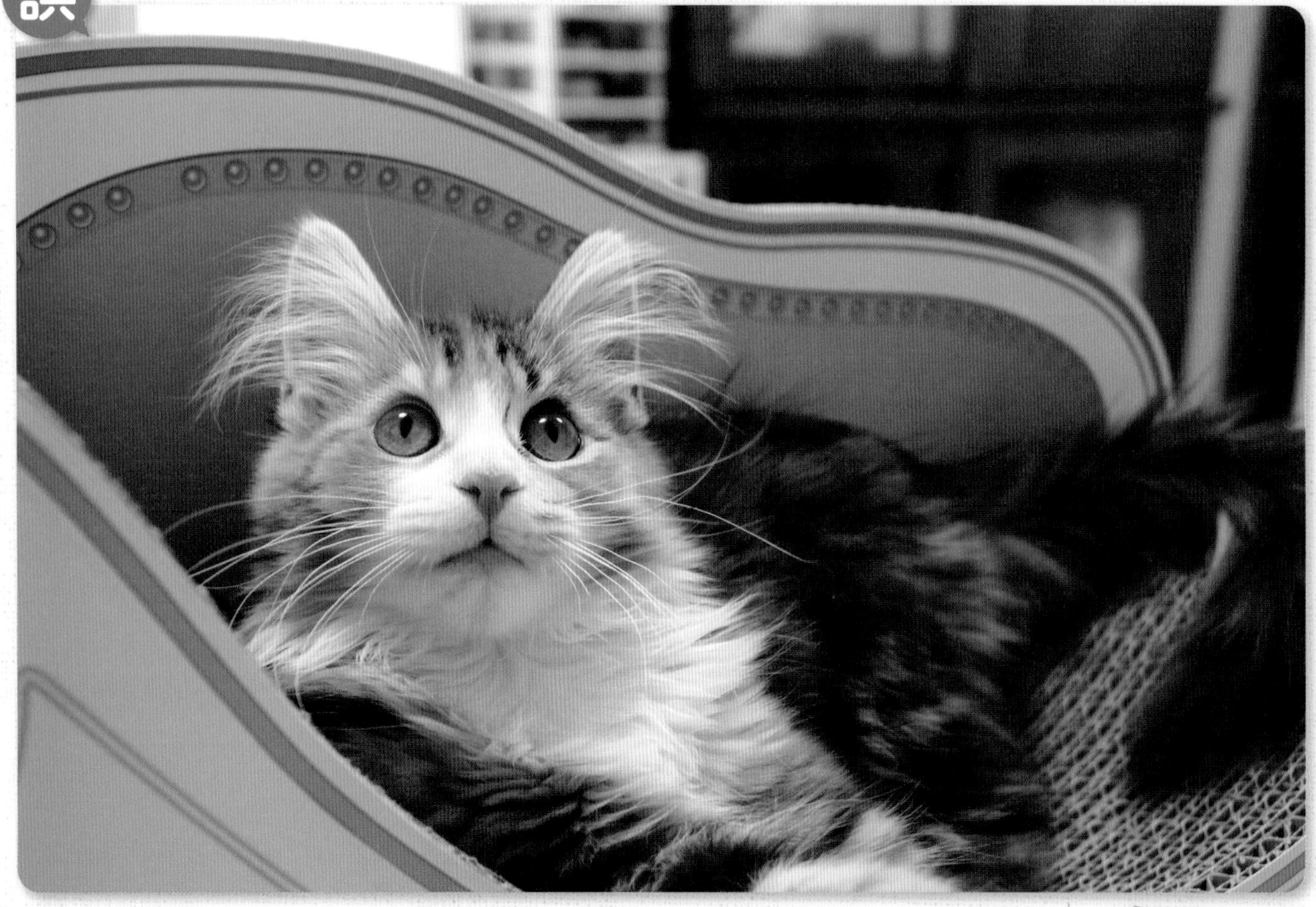

➡解答は70ページ

48 温度計ねこ

いまの床暖房の温度を
お調べします……。
適温です◎

1分で見つけた数	個
全部見つけるまでの時間	分　秒

正

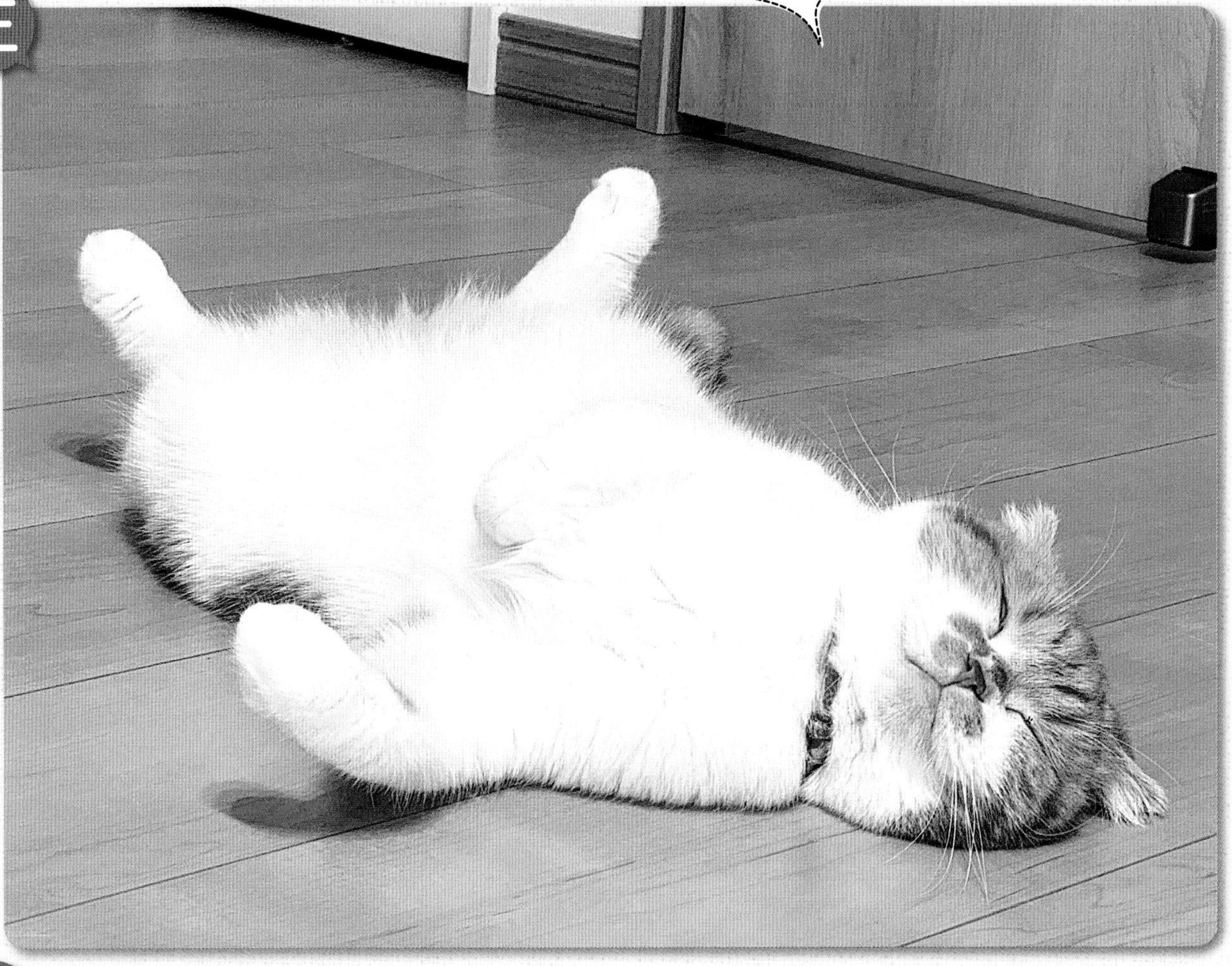

誤

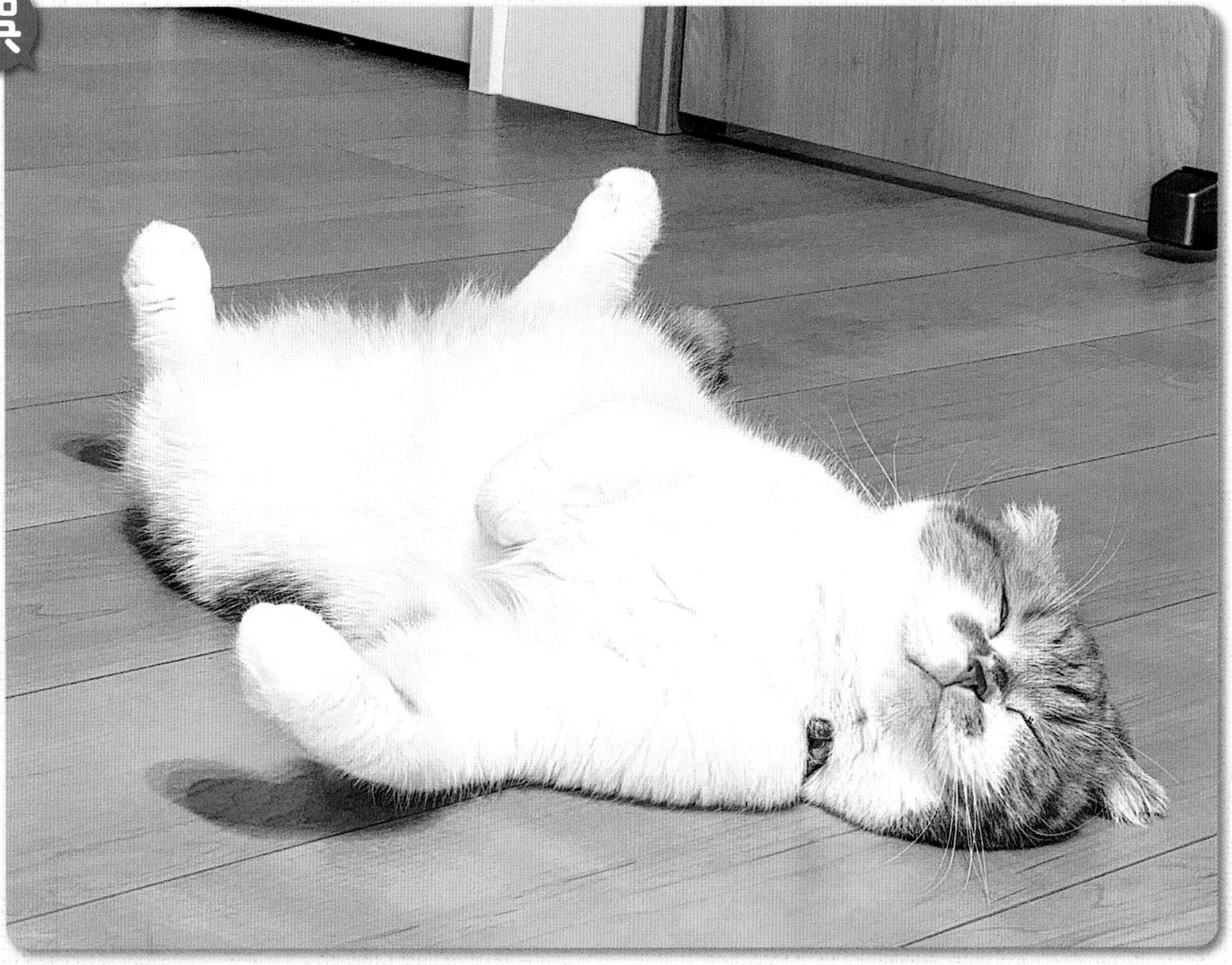

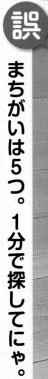

まちがいは5つ。1分で探してにゃ。

➡解答は70ページ

49 ヒミツの合図ねこ

シッポとシッポを合わせて
♡の完成にゃ！

1分で見つけた数	個
全部見つけるまでの時間	分　秒

正

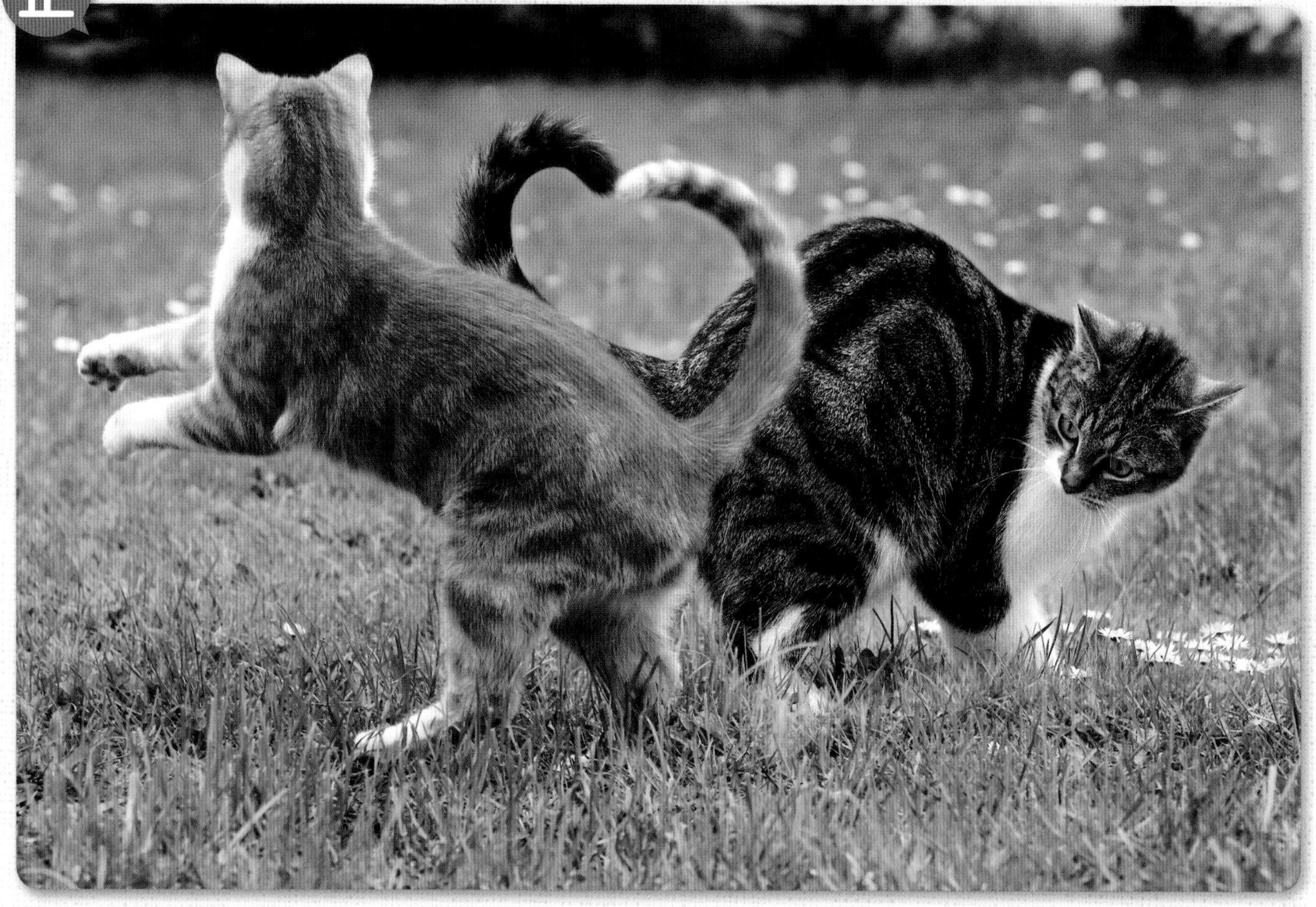

誤　まちがいは5つ。1分で探してにゃ。

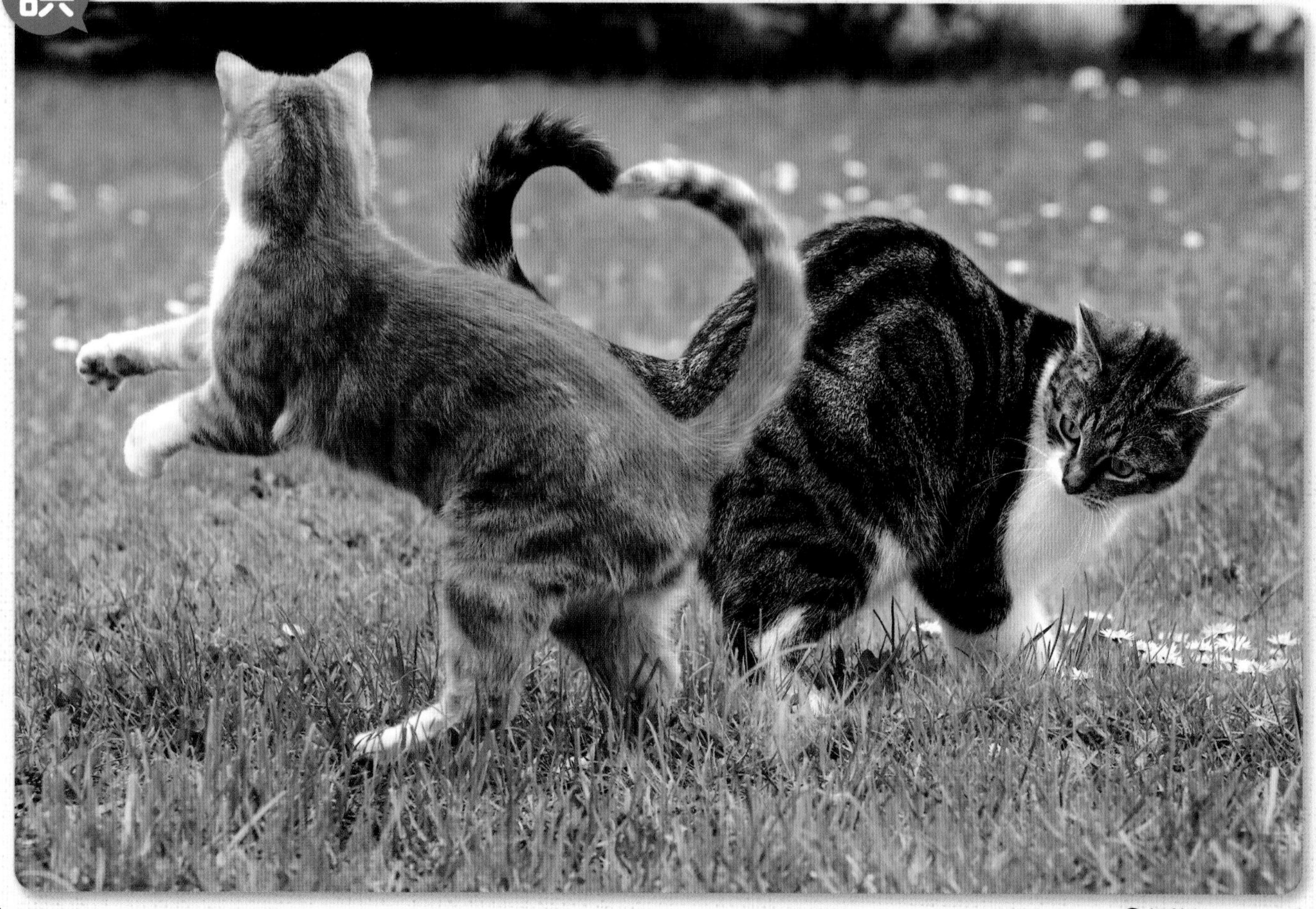

➡解答は70ページ

50 大家族ねこ

洗濯
めんどくさいにゃ～

1分で見つけた数	個
全部見つけるまでの時間	分　秒

正

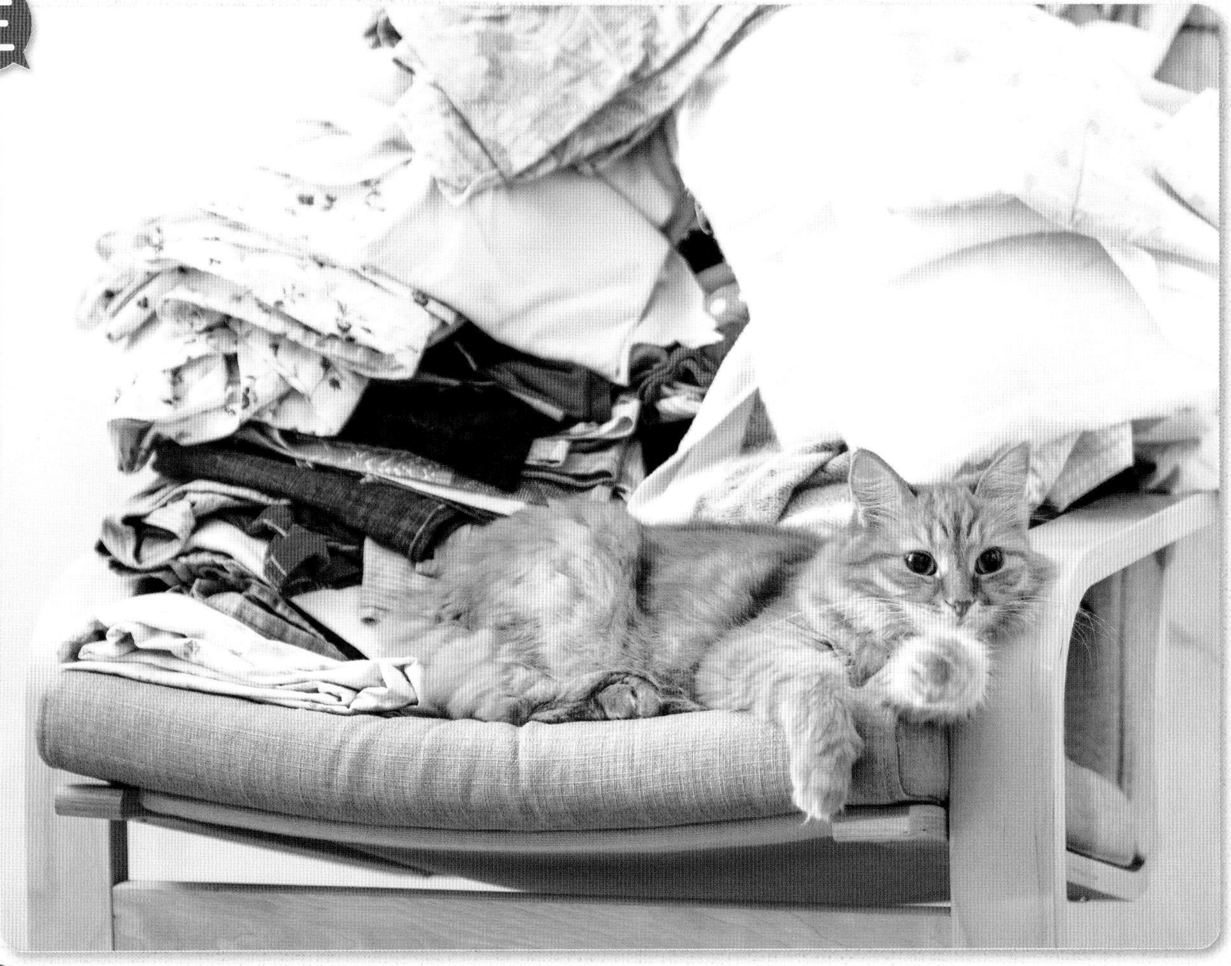

誤

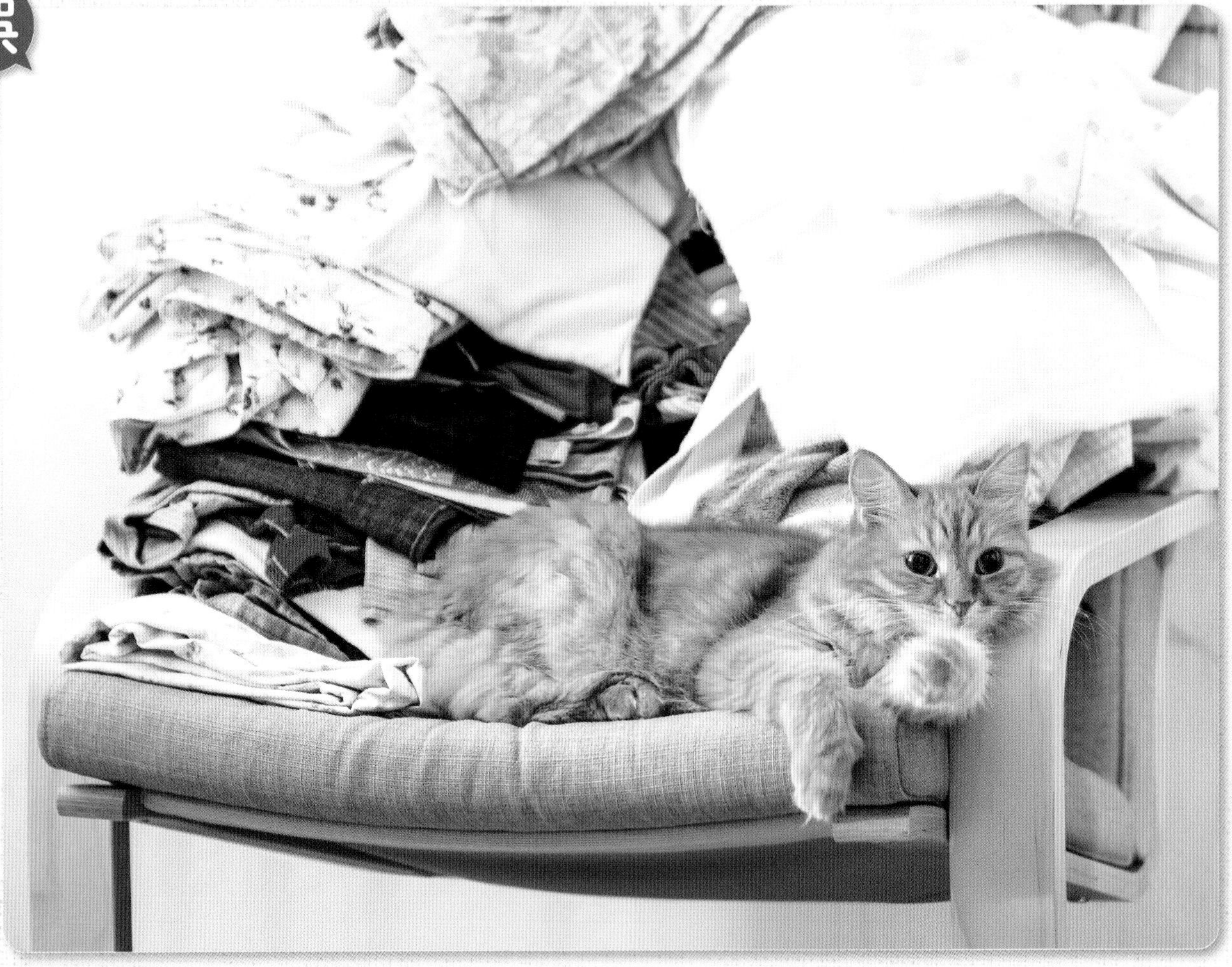

まちがいは5つ。1分で探してにゃ。

➡解答は70ページ

51 いつの日にかねこ

あれが、おとなねこの
「シャーッ」かぁ…。
ボクにもできるのかなぁ

1分で見つけた数	個
全部見つけるまでの時間	分　秒

正

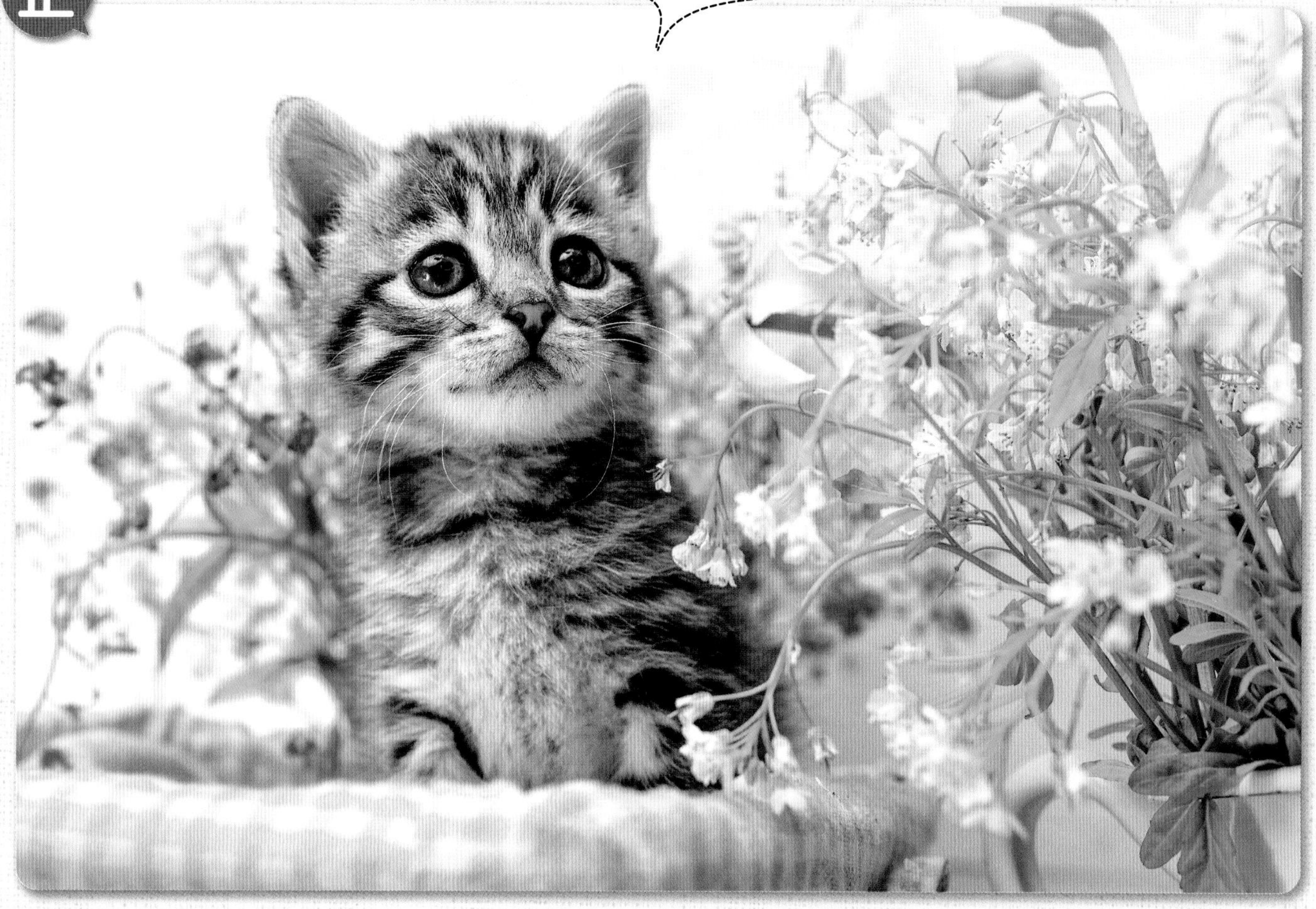

誤　まちがいは５つ。１分で探してにゃ。

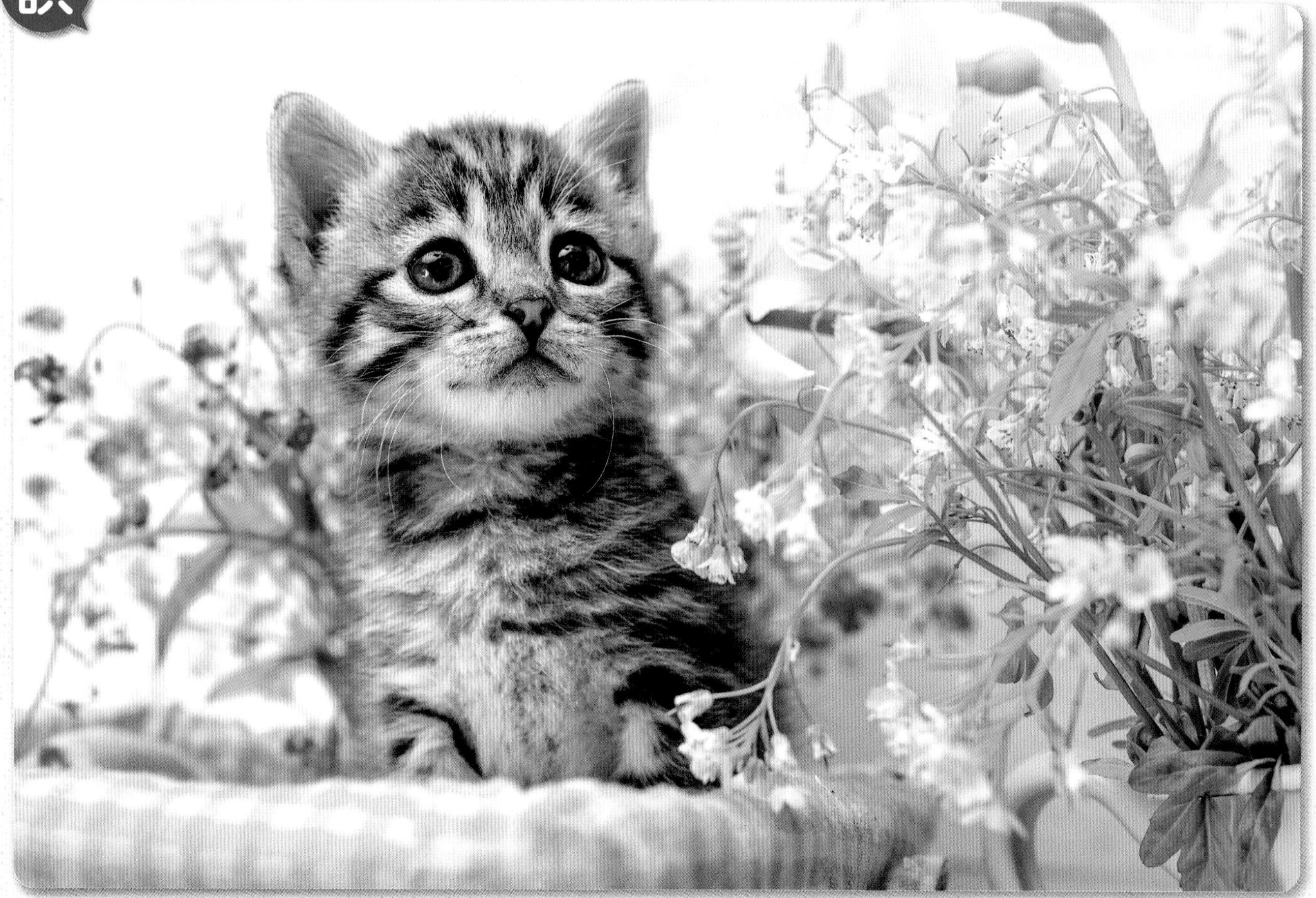

➡解答は70ページ

52 にゃん銃士

おれたちが
ご主人を癒すぜぇ

1分で見つけた数	個
全部見つけるまでの時間	分　秒

正

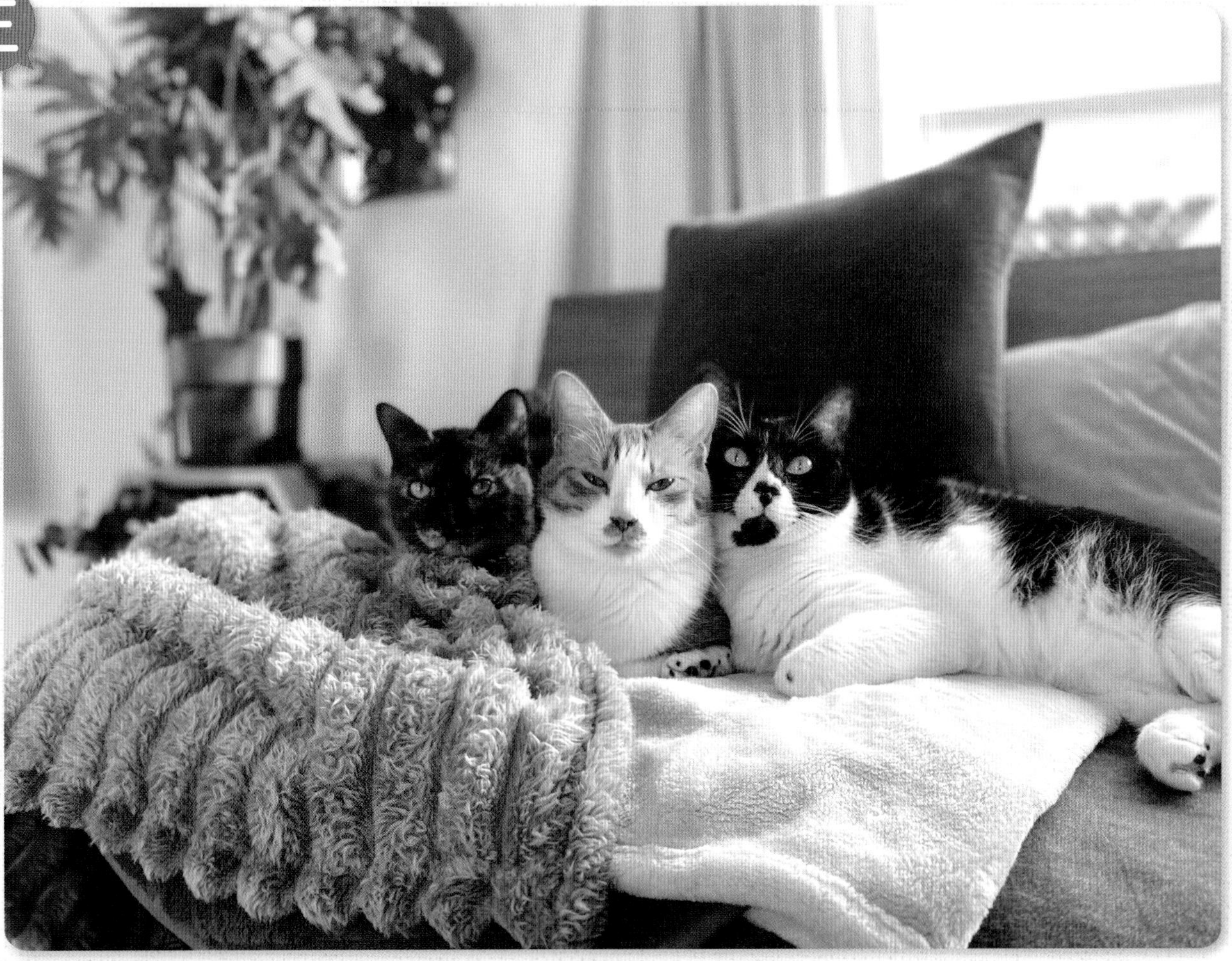

誤

まちがいは5つ。1分で探してにゃ。

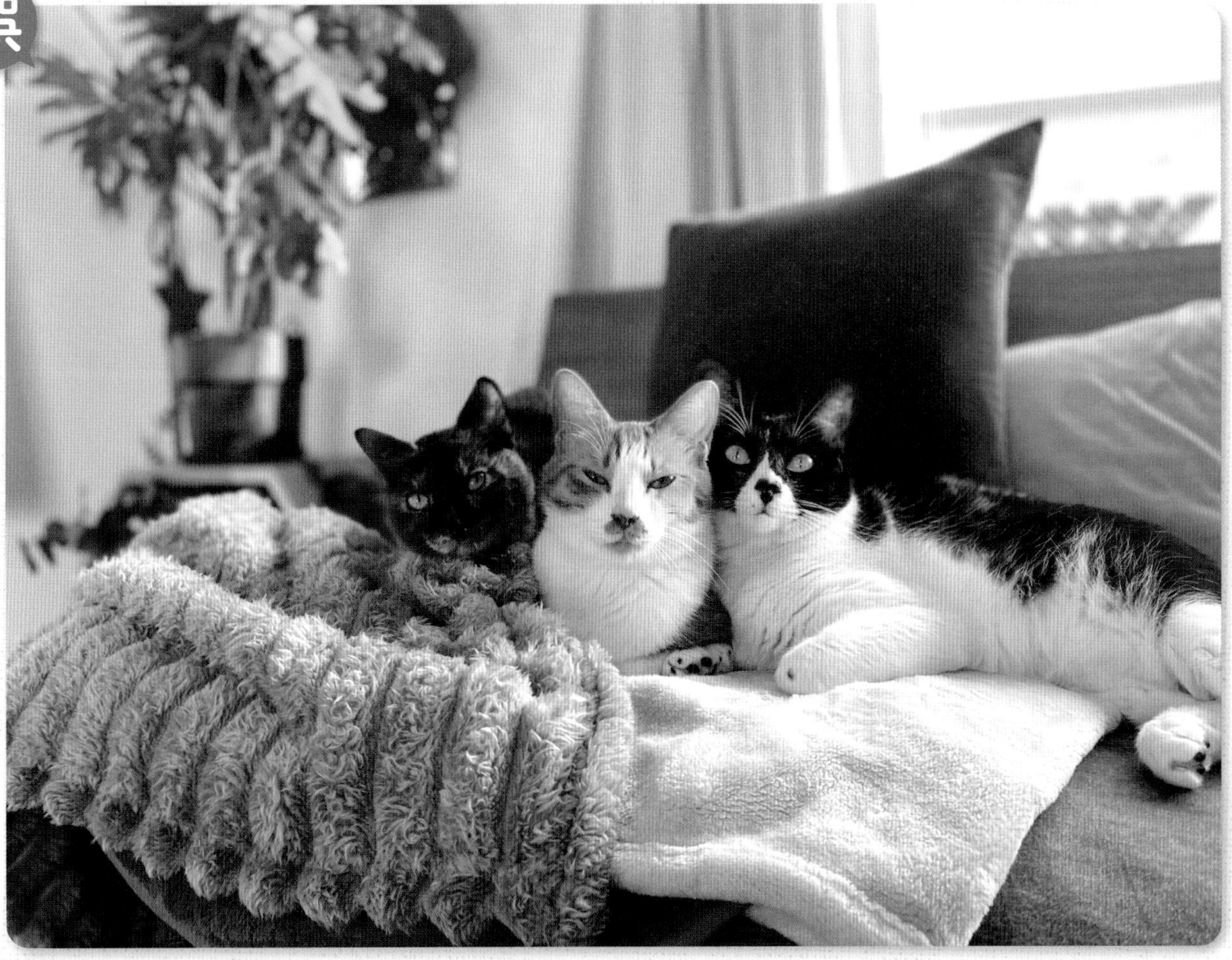

➡解答は70ページ

53 抱きしめねこ

この子は誰にも
あげにゃいぞ

1分で見つけた数	個
全部見つけるまでの時間	分　秒

正

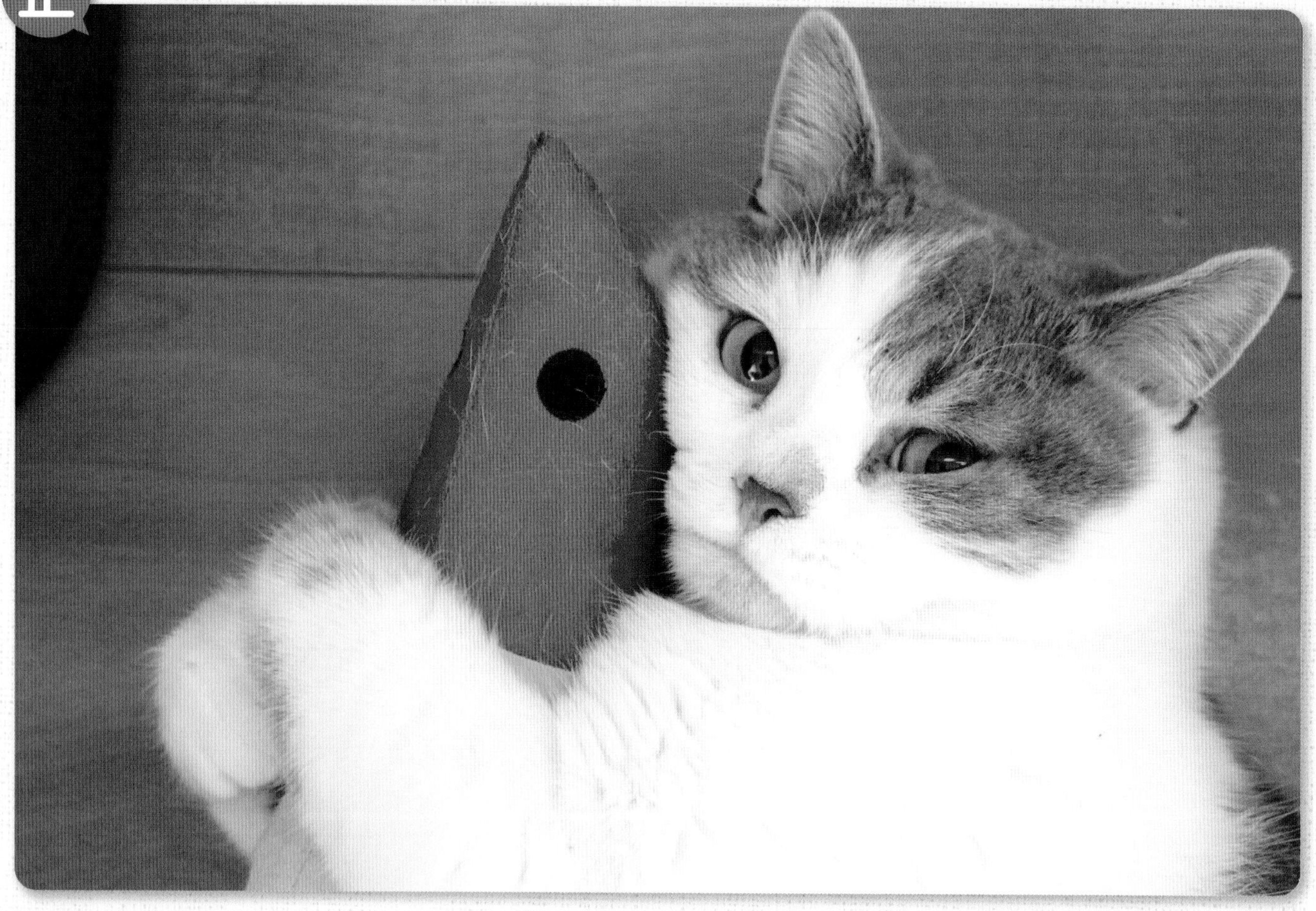

誤　まちがいは５つ。１分で探してにゃ。

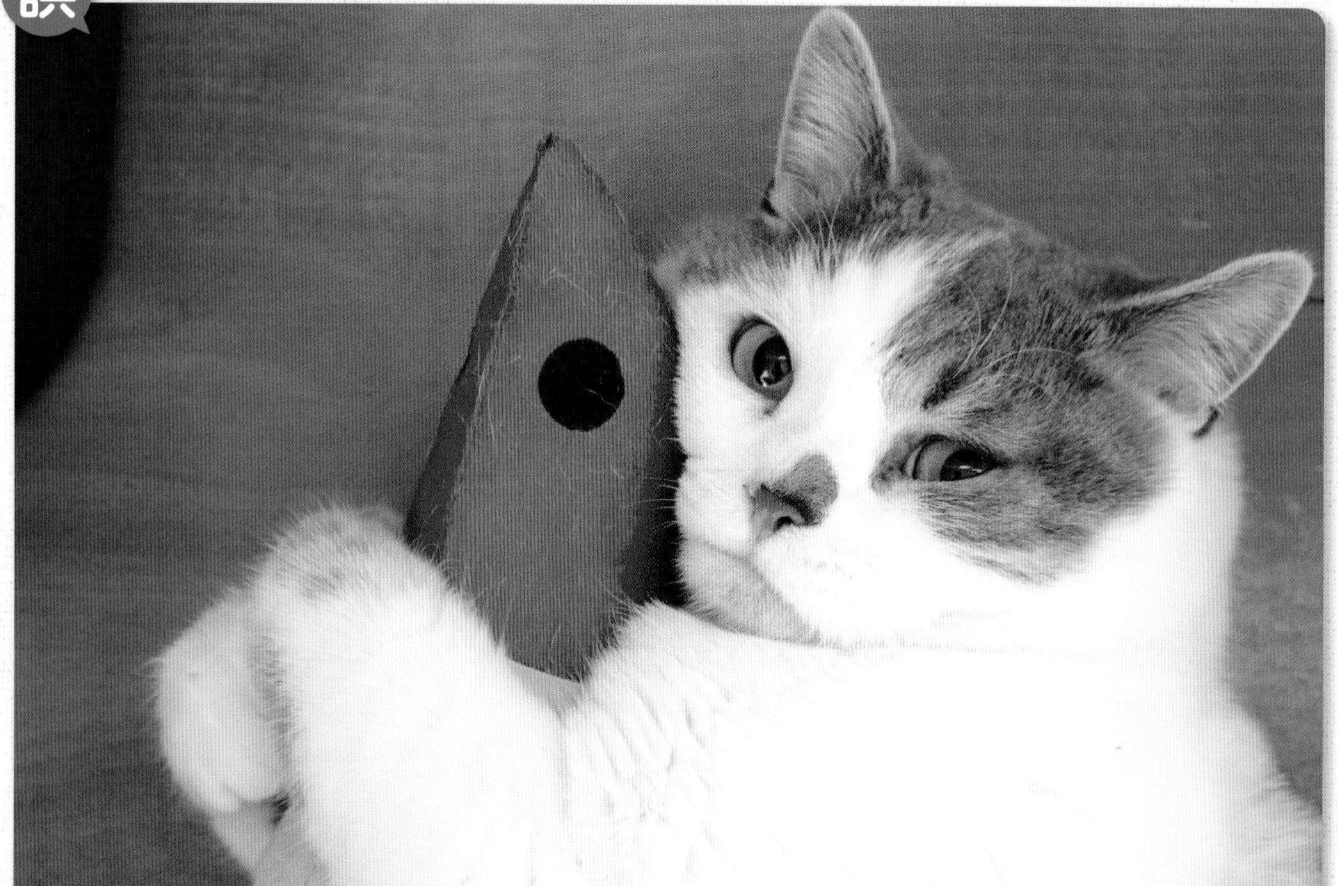

➡解答は70ページ

54 ロミジュリねこ

ジュリエット——

ロミオ——

1分で見つけた数	個
全部見つけるまでの時間	分　秒

正

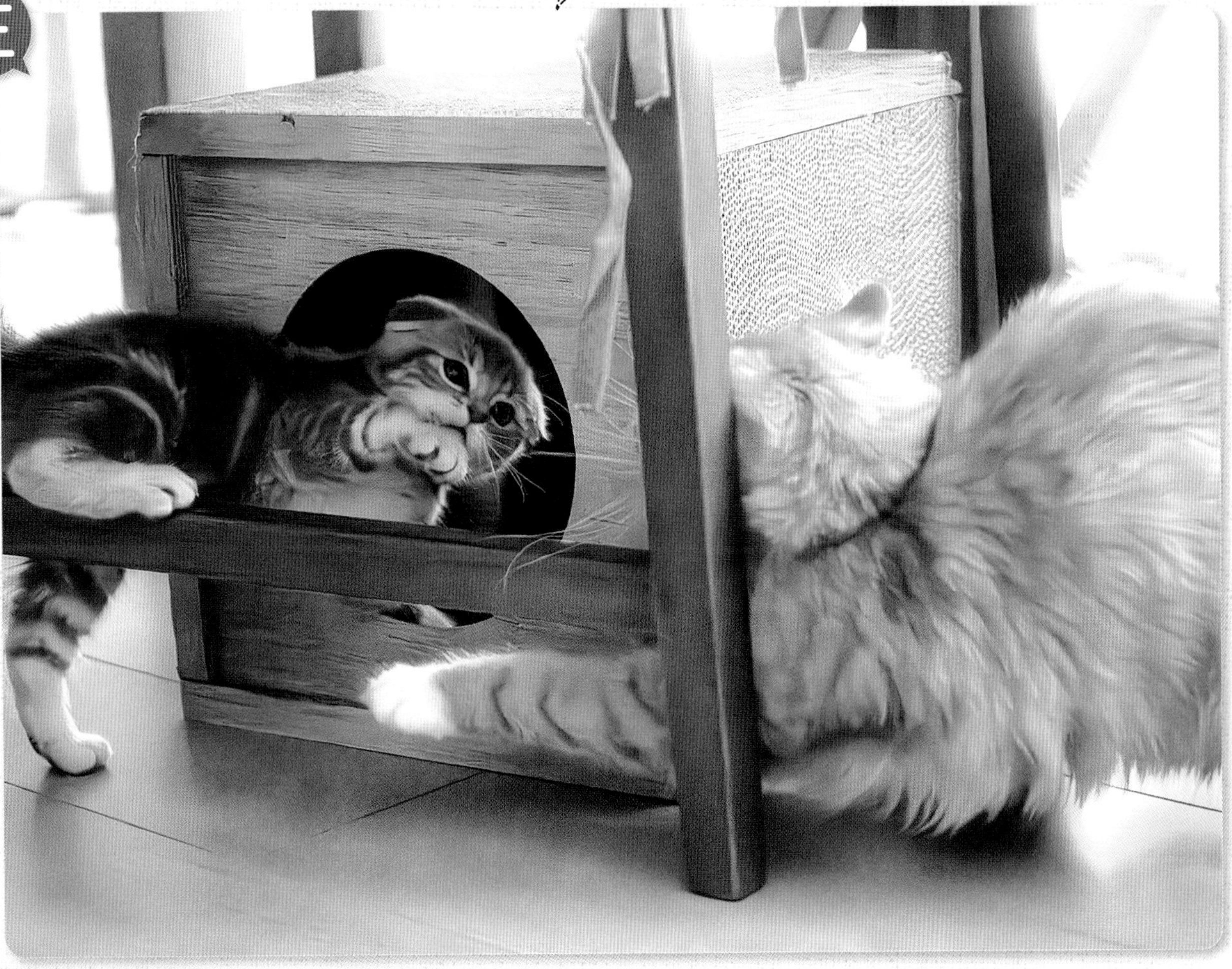

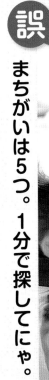

誤

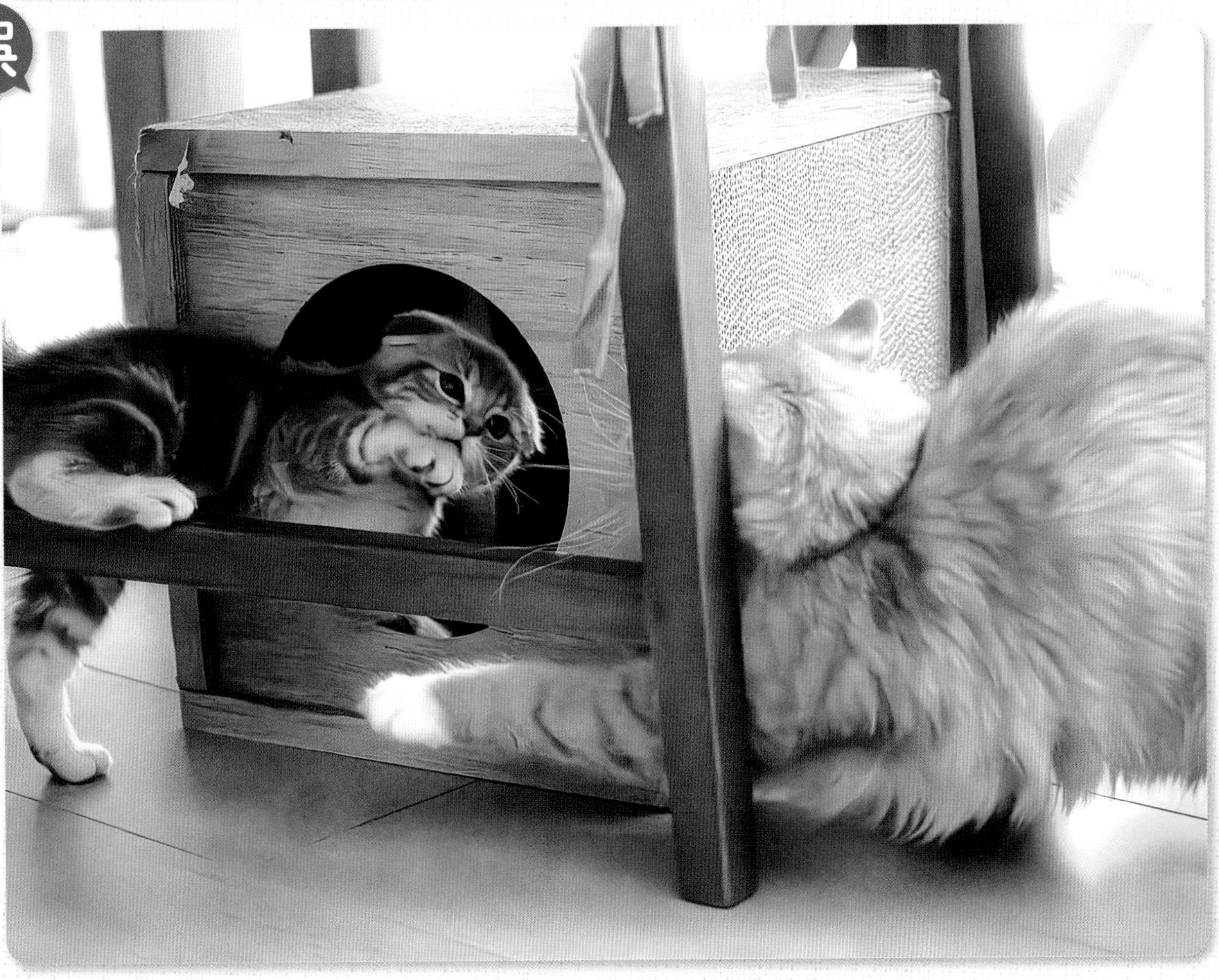

まちがいは5つ。1分で探してにゃ。

➡解答は71ページ

55 リモート会議ねこ

意見ある人ー
なければこれで
終わりますよ——

1分で見つけた数	個
全部見つけるまでの時間	分　秒

正

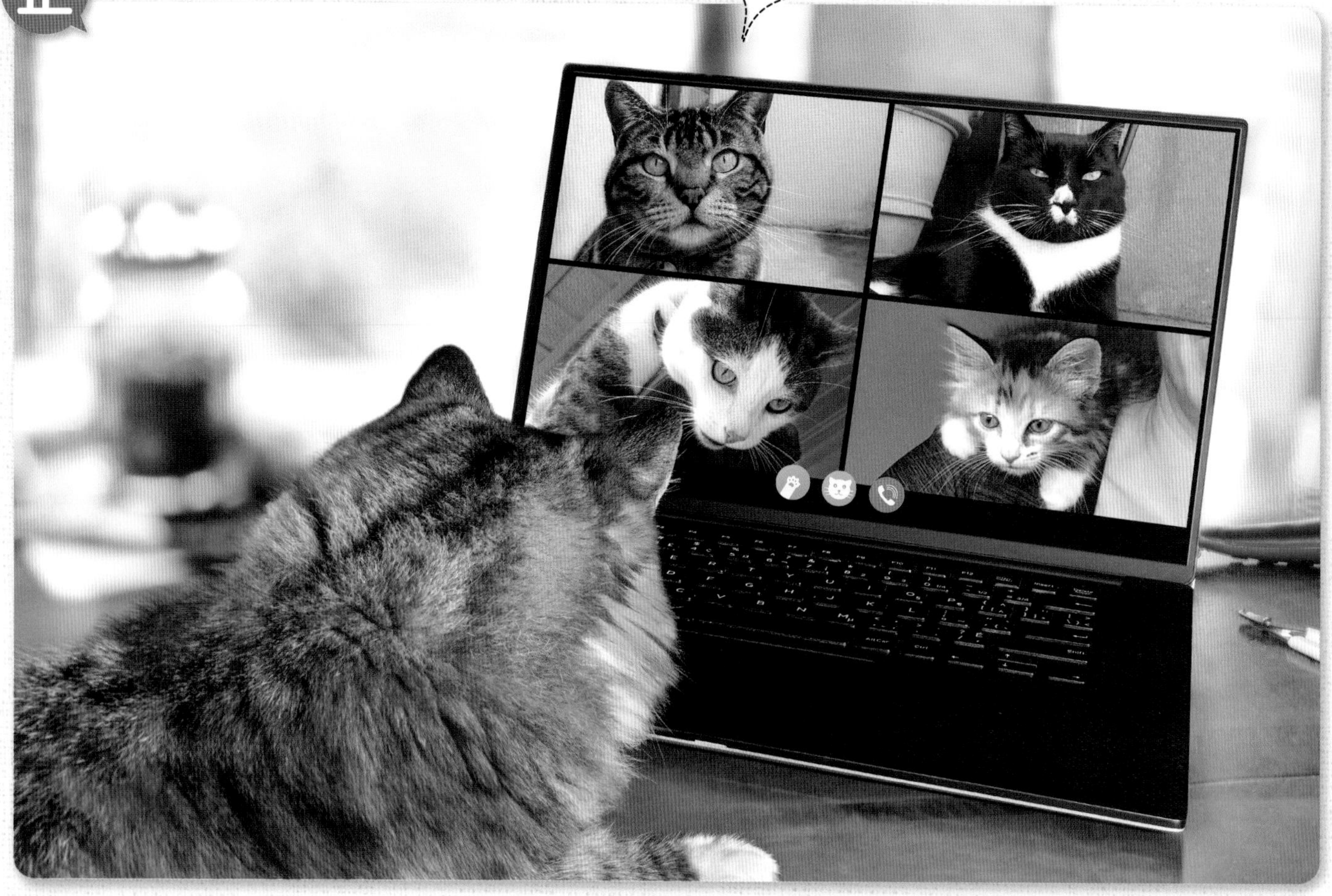

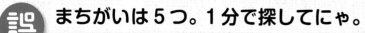

誤　まちがいは5つ。1分で探してにゃ。

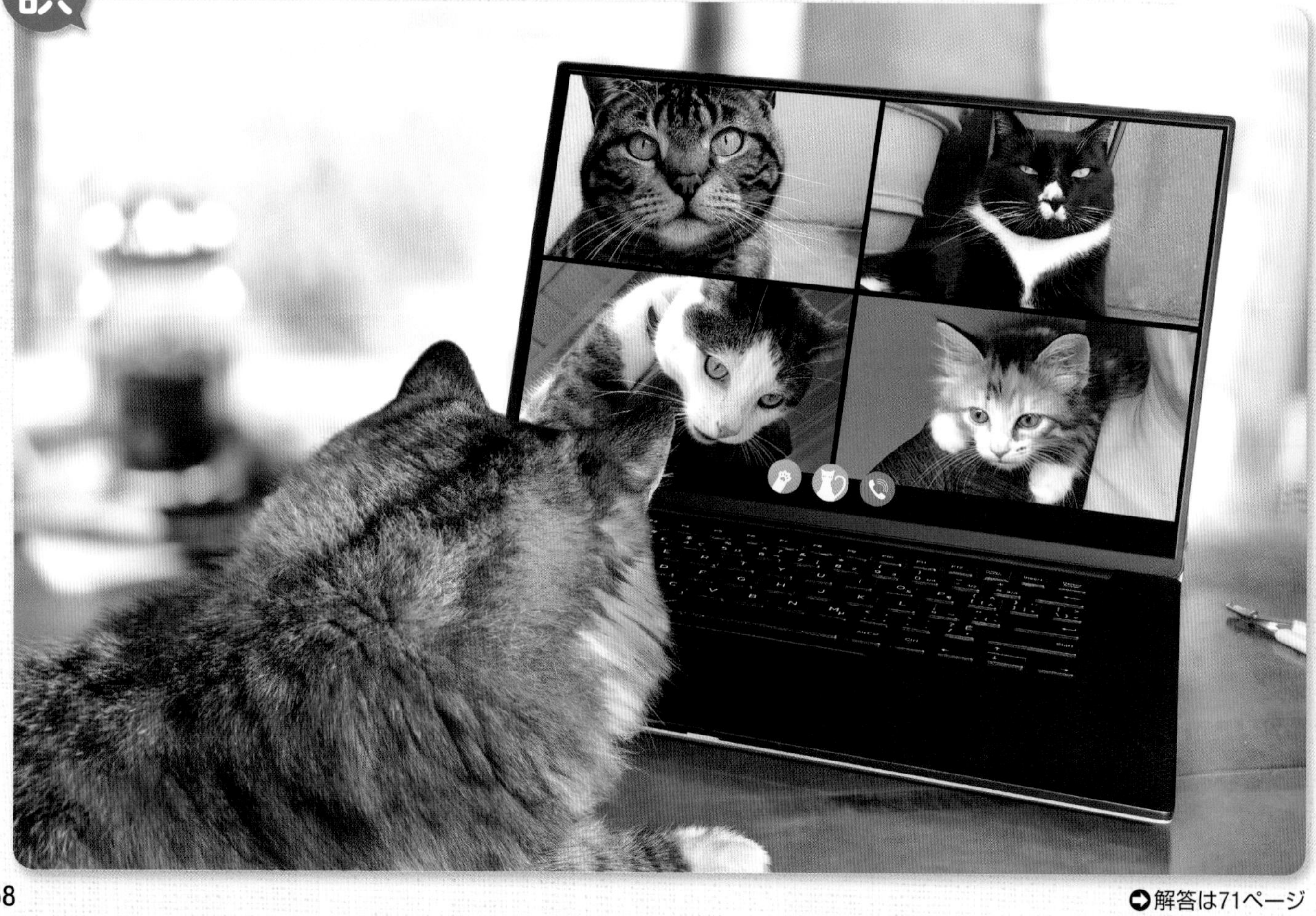

➡解答は71ページ

56 わんにゃん にらめっこ

上がって
にゃい

ねこ美ちゃん
ちょっと口角
上がってない？

1分で見つけた数	個
全部見つけるまでの時間	分　秒

正

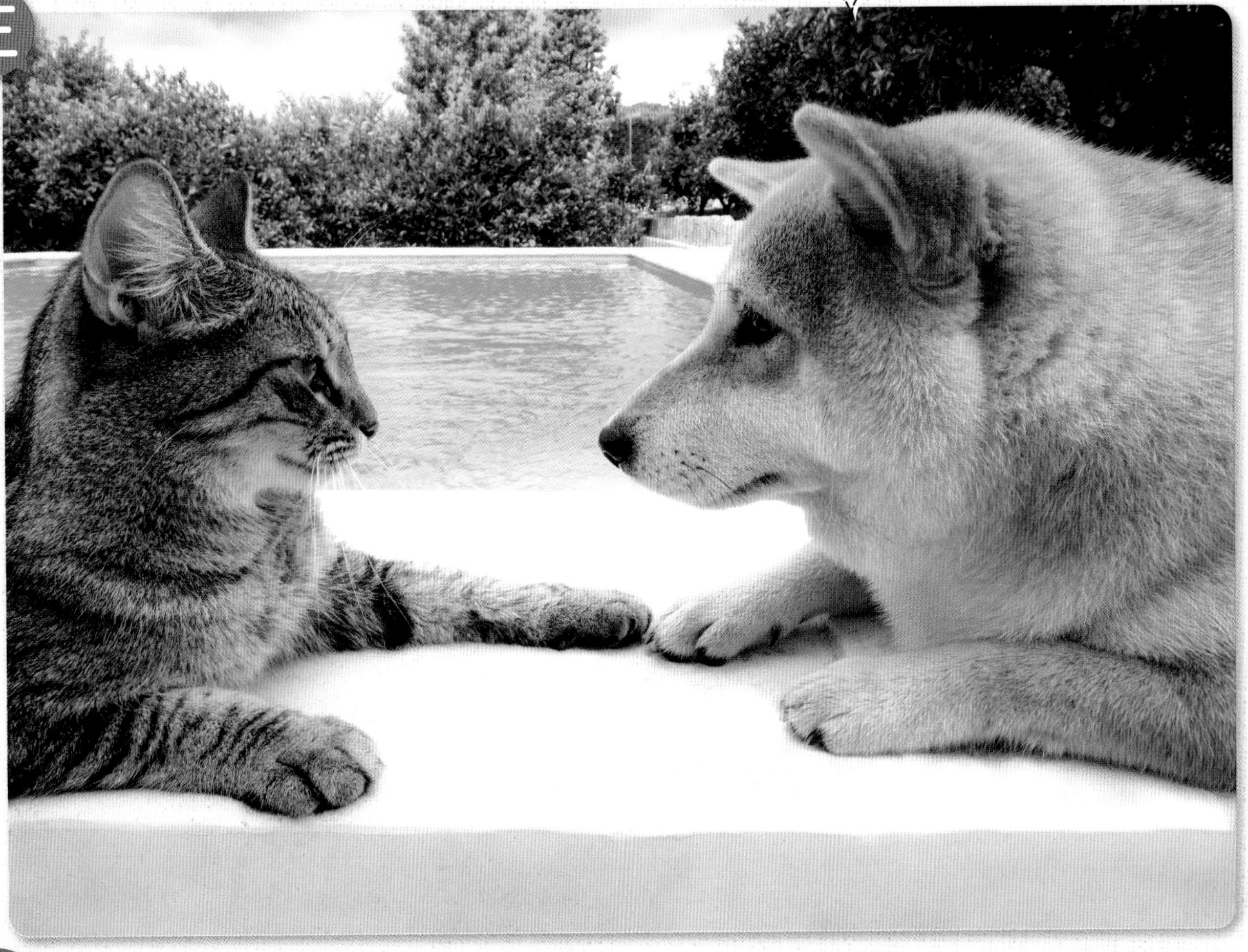

誤

まちがいは5つ。1分で探してにゃ。

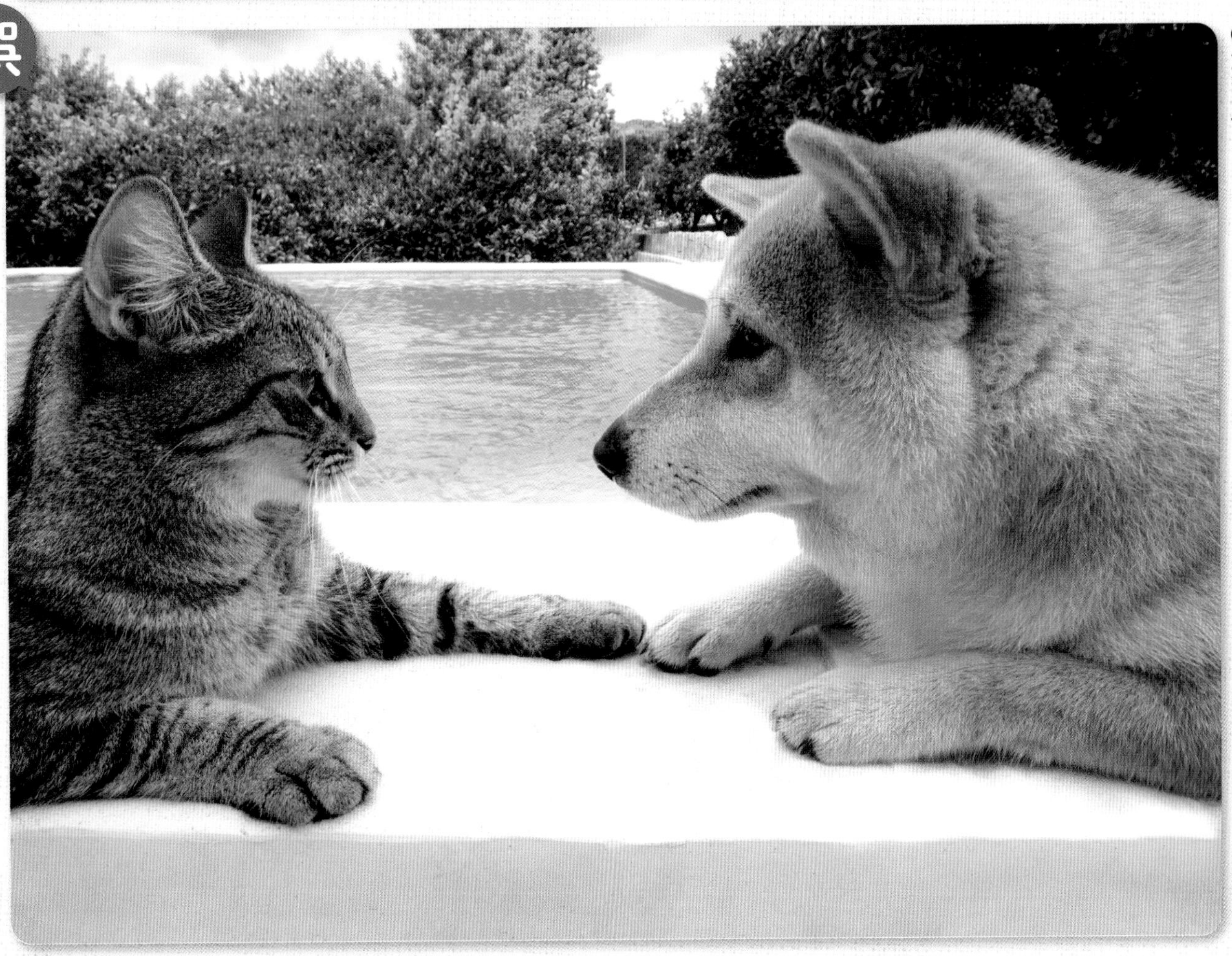

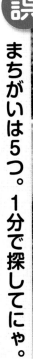

➡解答は71ページ

57 しあわせねこ

なんかいいことあった？

えへへ♡

1分で見つけた数	個
全部見つけるまでの時間	分　秒

正

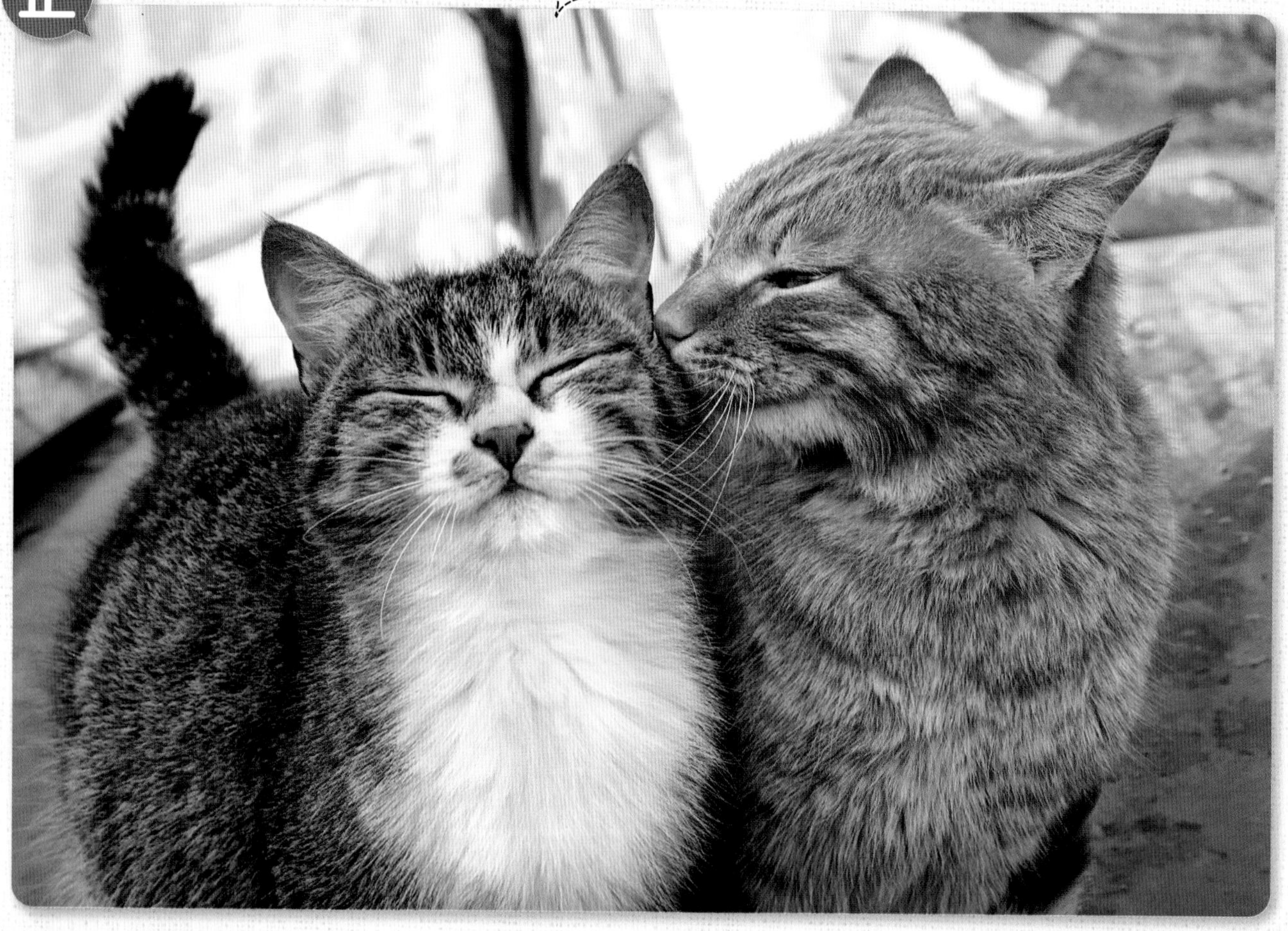

誤　まちがいは５つ。１分で探してにゃ。

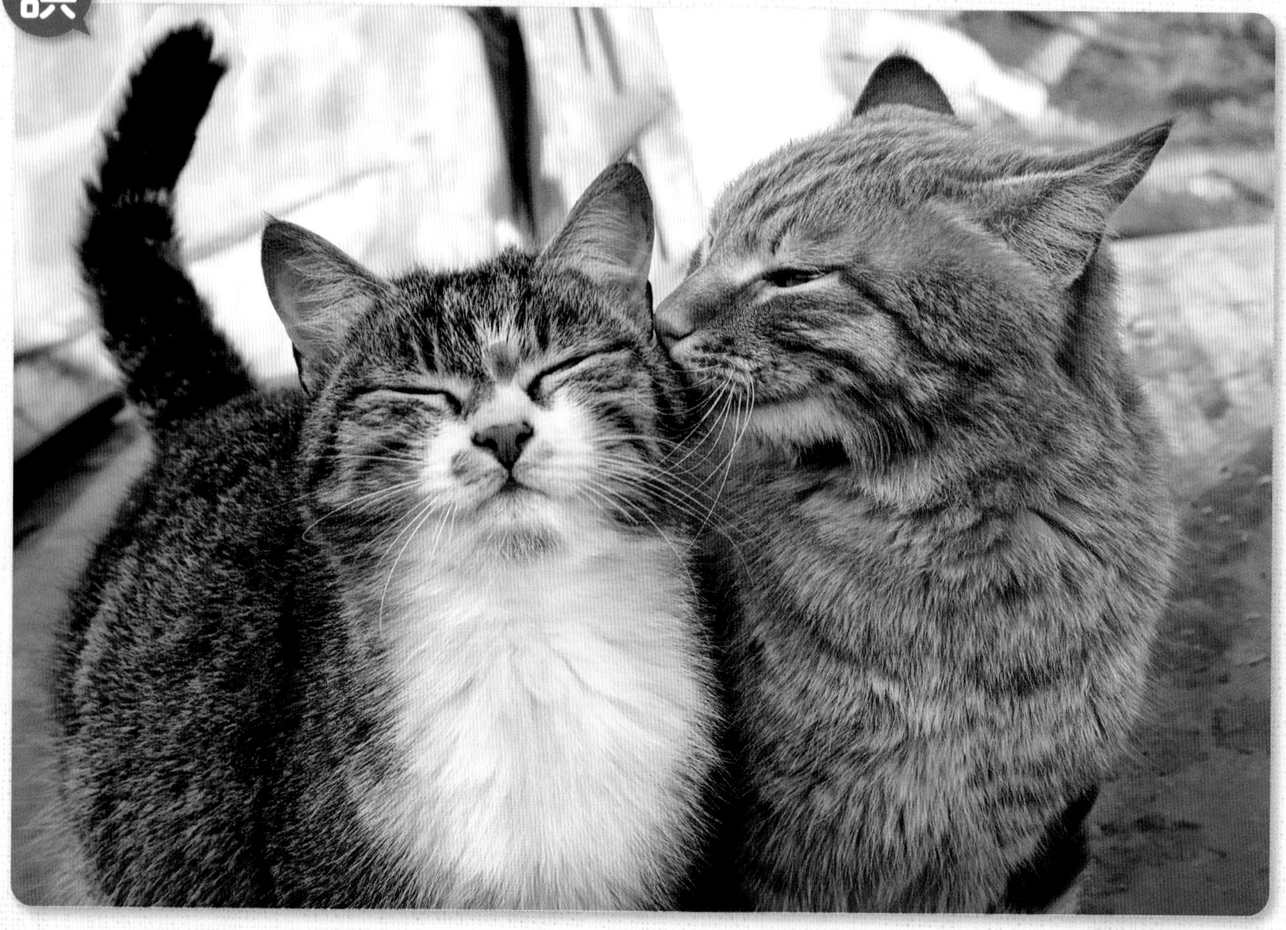

➡解答は71ページ

58 寄り目練習ねこ

ここの鼻すじの
模様を意識すると
めっちゃ寄れるわ

1分で見つけた数	個
全部見つけるまでの時間	分　秒

正

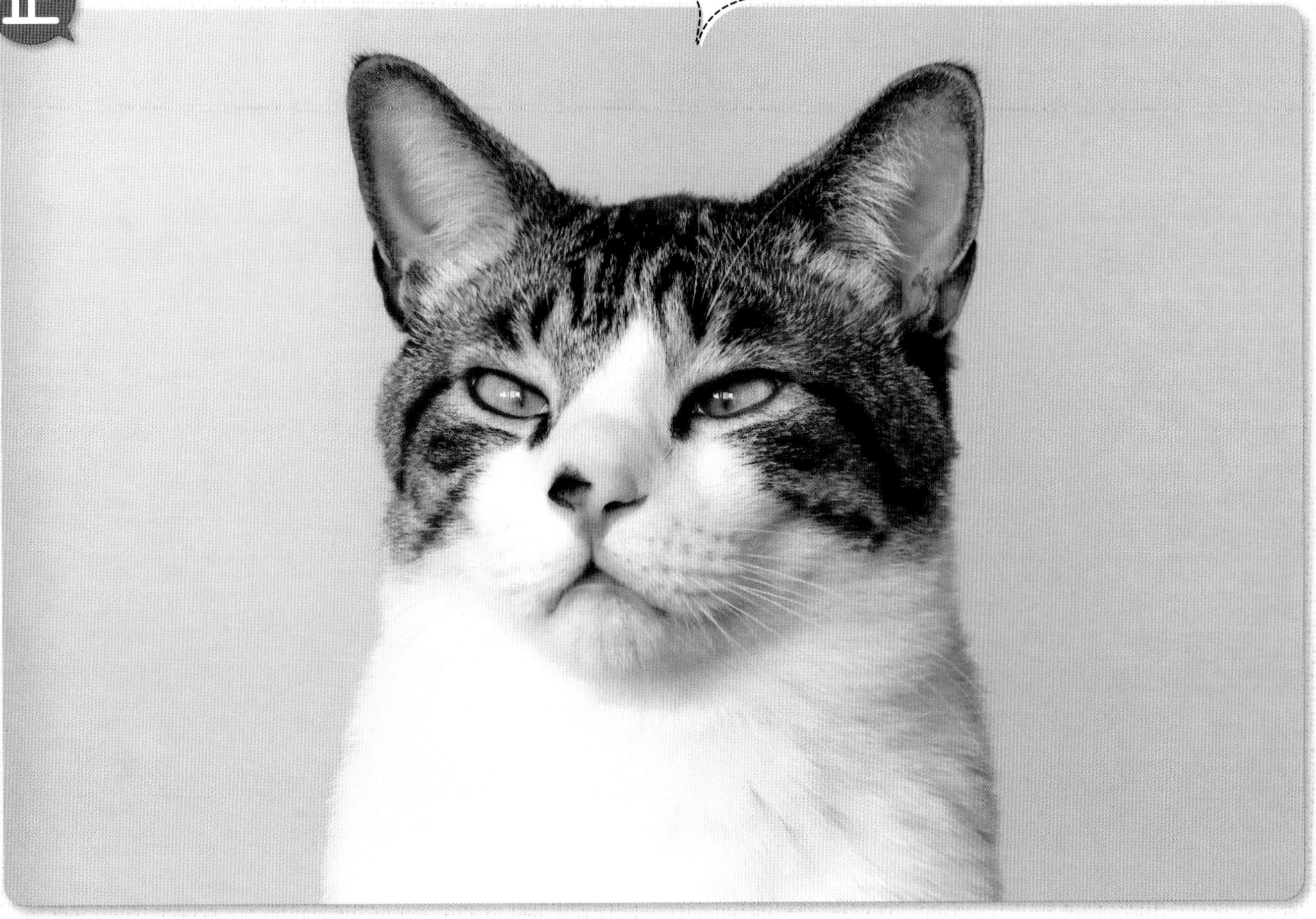

誤 まちがいは5つ。1分で探してにゃ。

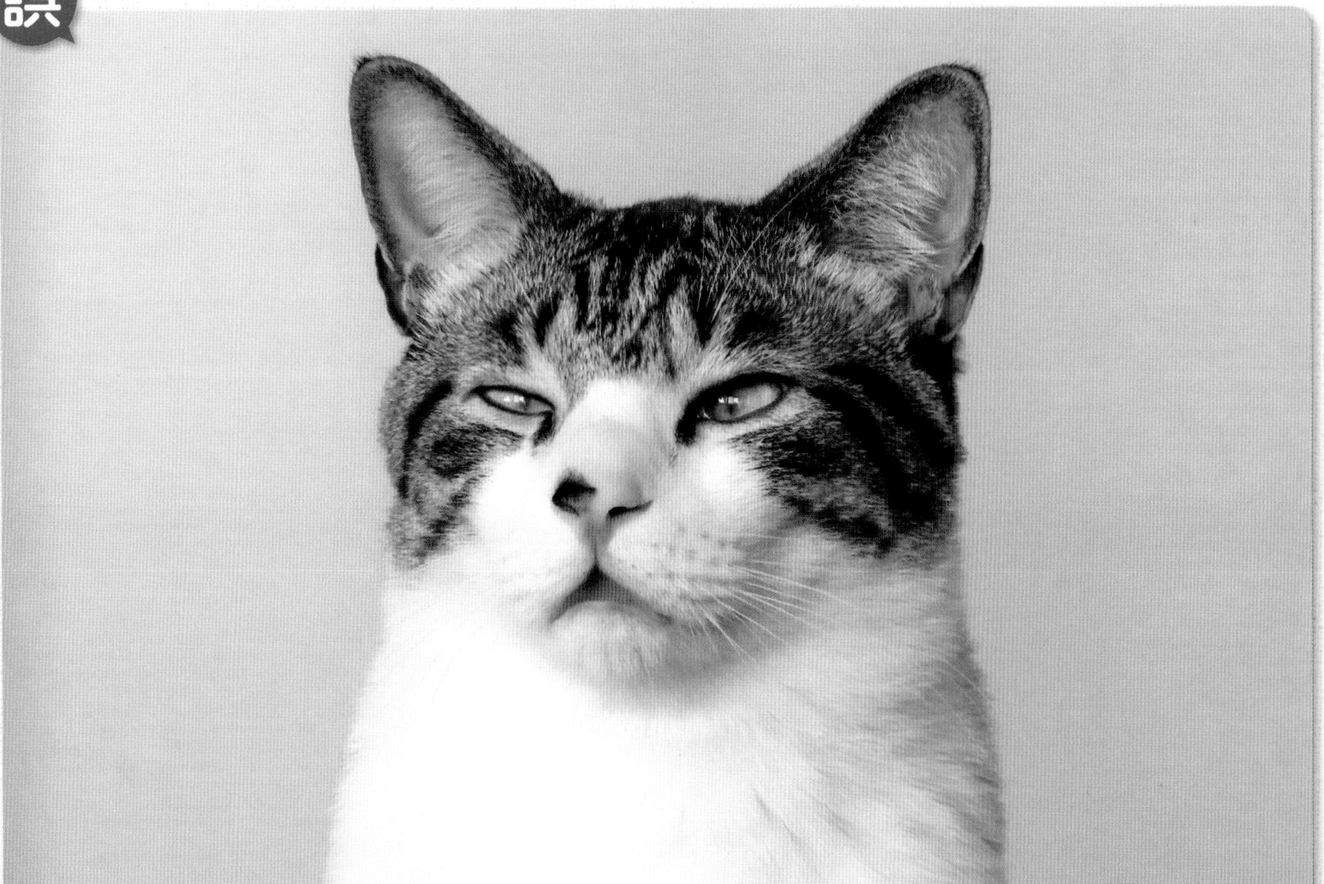

➡解答は71ページ

59 浦島にゃ郎

サメさんも竜宮城に
連れていってくれんかにゃ〜

1分で見つけた数	個
全部見つけるまでの時間	分　秒

正

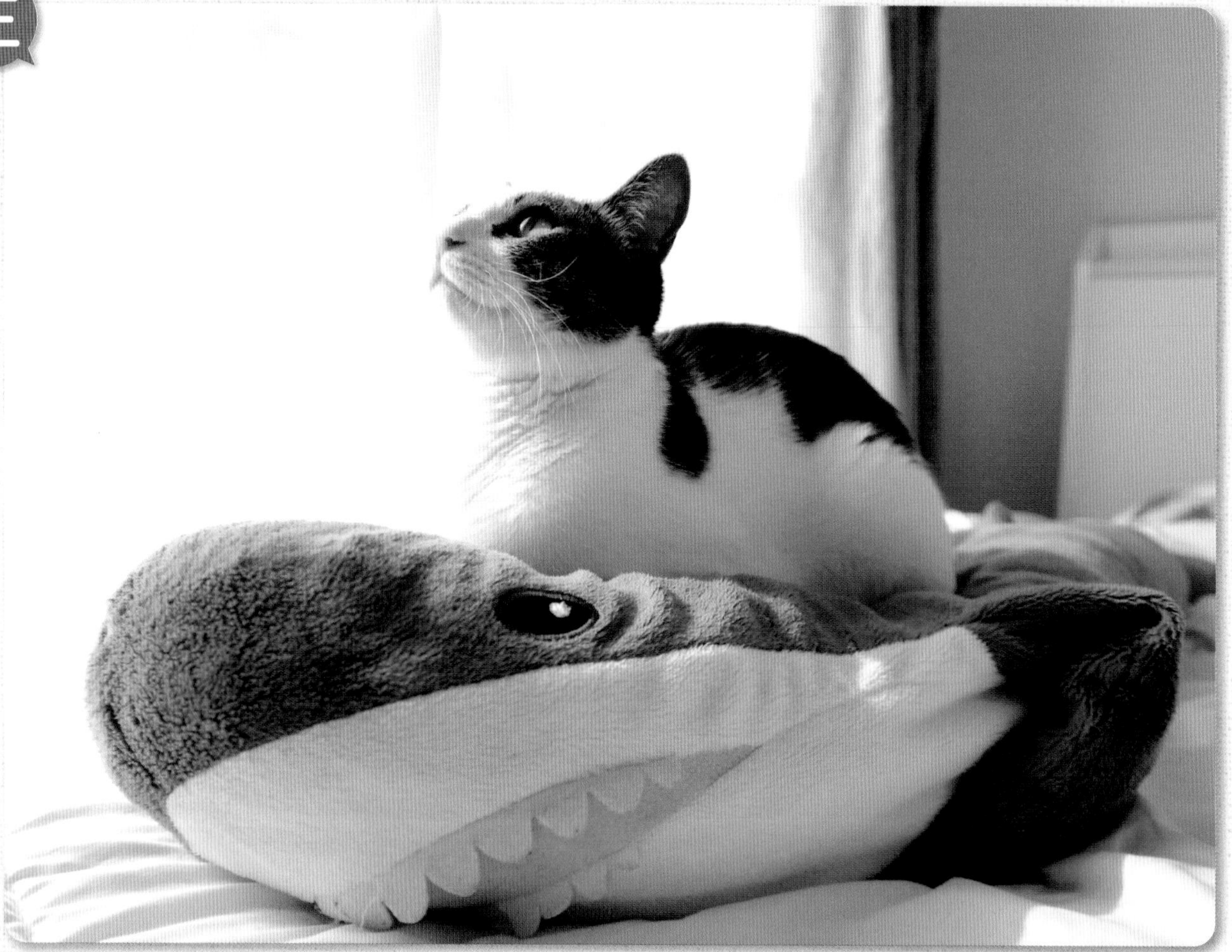

誤

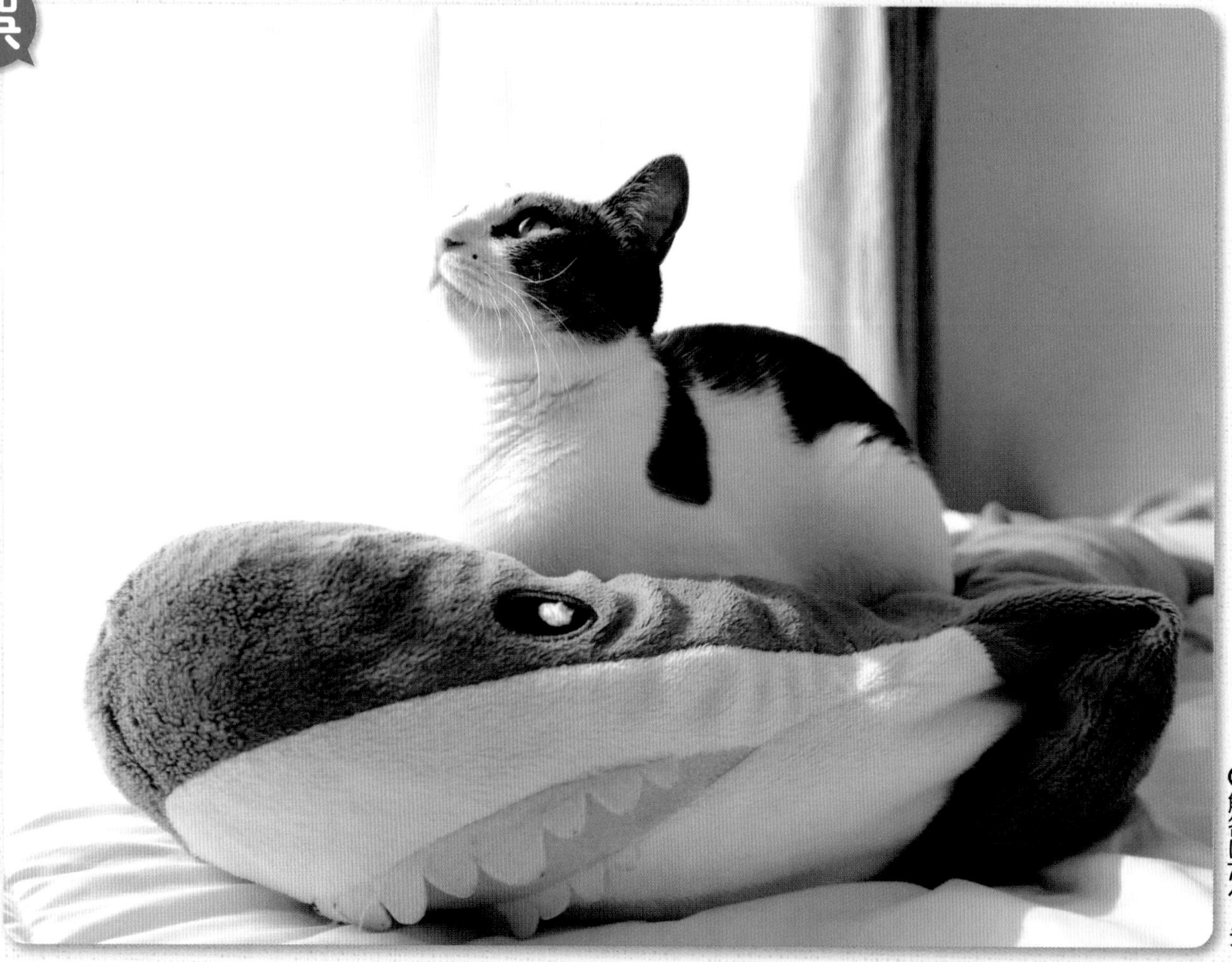

まちがいは5つ。1分で探してにゃ。

➡解答は71ページ

60 起きてねこ

あなたっ！
二度寝しないでっ！
会社に行く時間よっ!!!

1分で見つけた数	個
全部見つけるまでの時間	分　秒

正

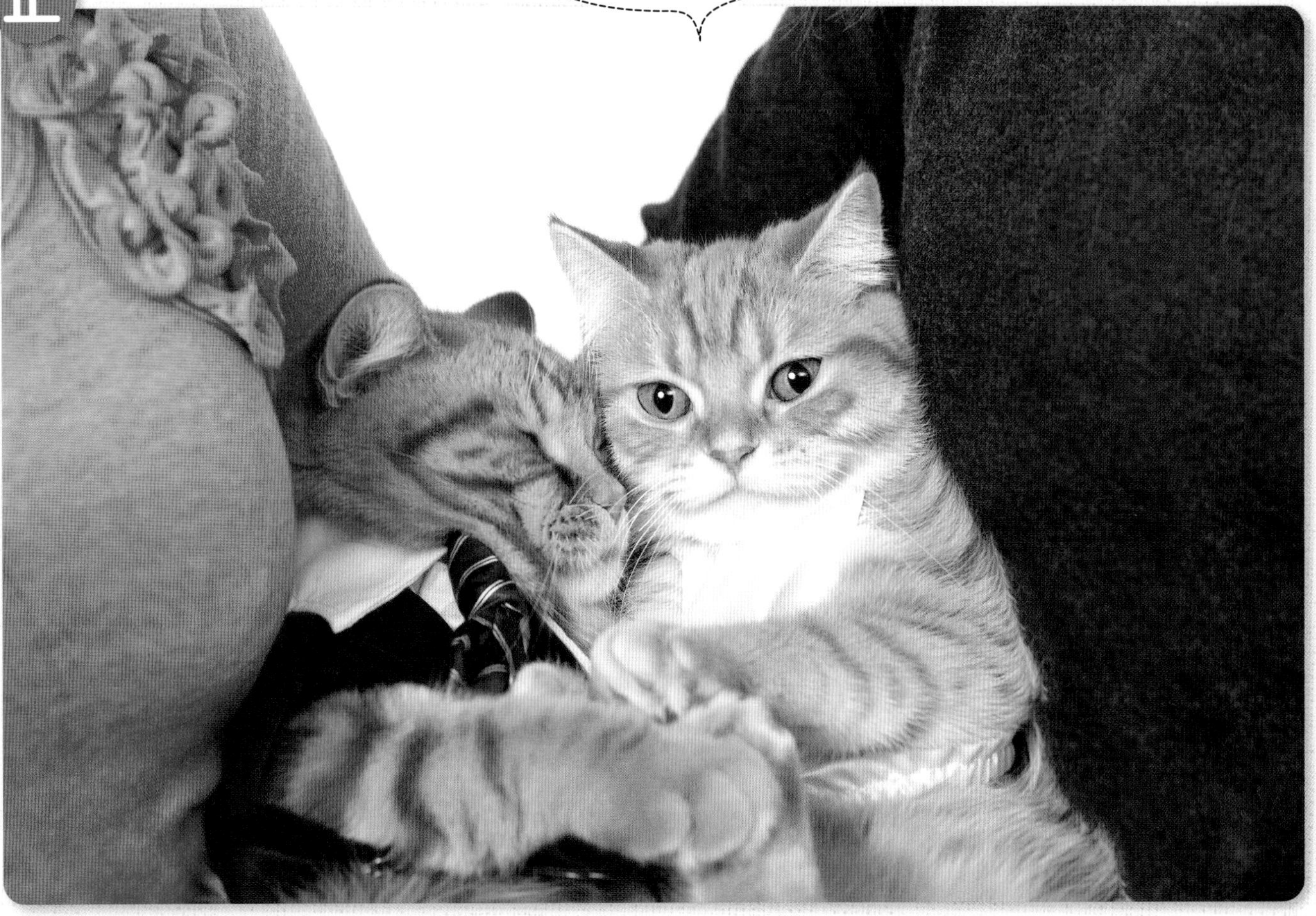

誤　まちがいは５つ。１分で探してにゃ。

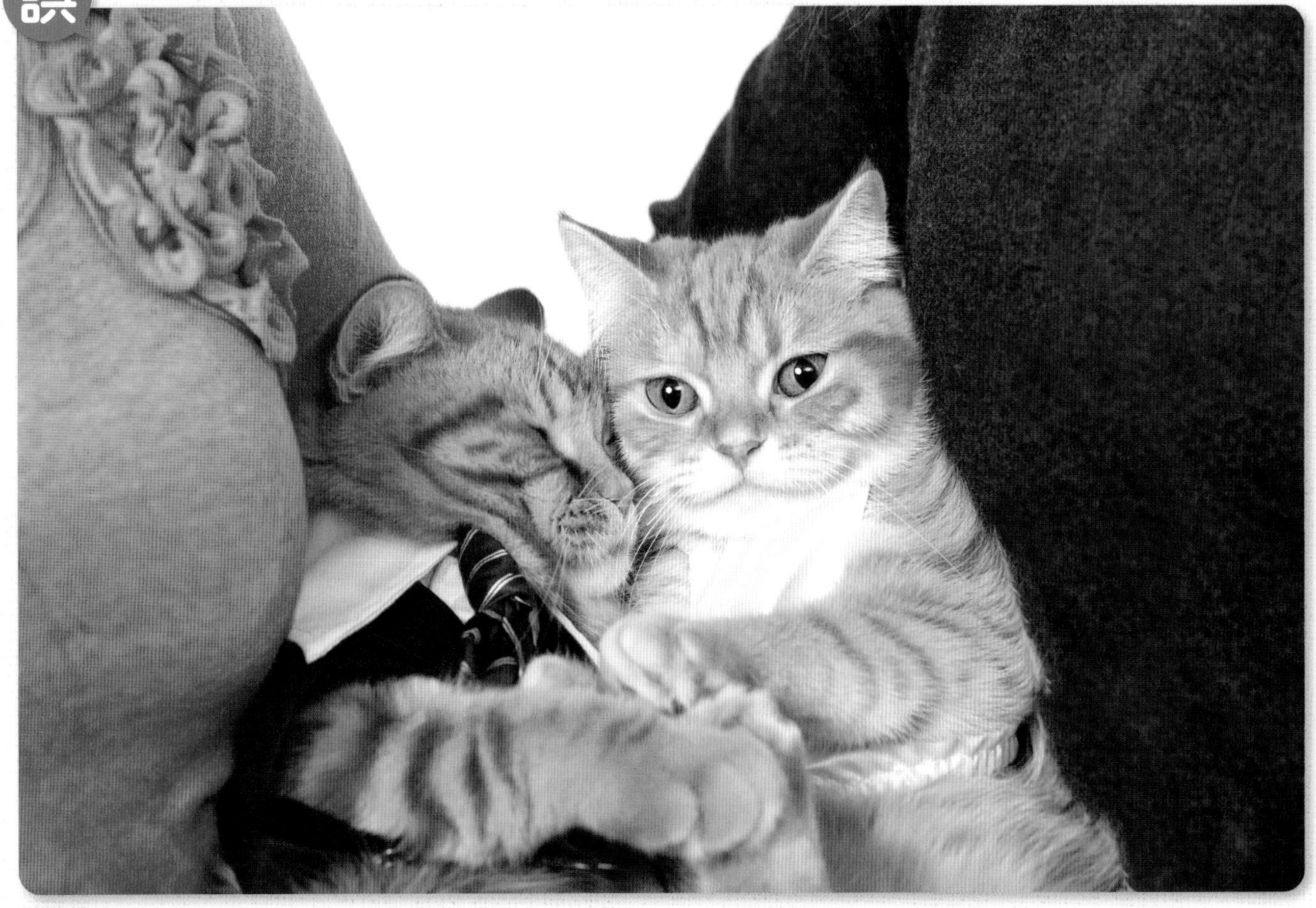

➡解答は71ページ

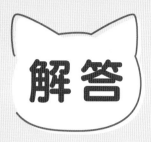

解答

※印刷による汚れ・カスレなどはまちがいに含まれません。

❶ホラー映画こわいねこ（P5）

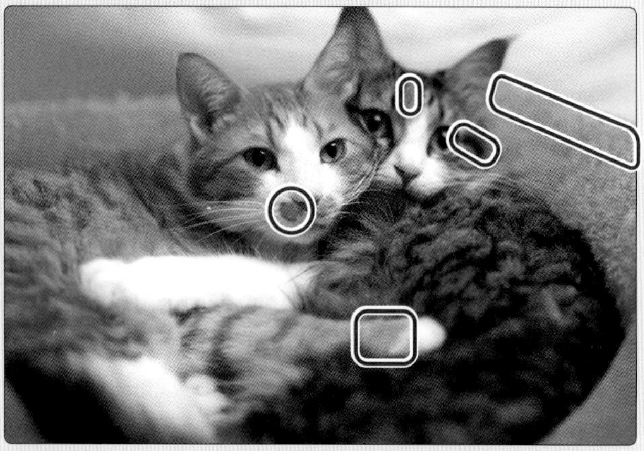

❷行ってらっしゃいねこ（P6）

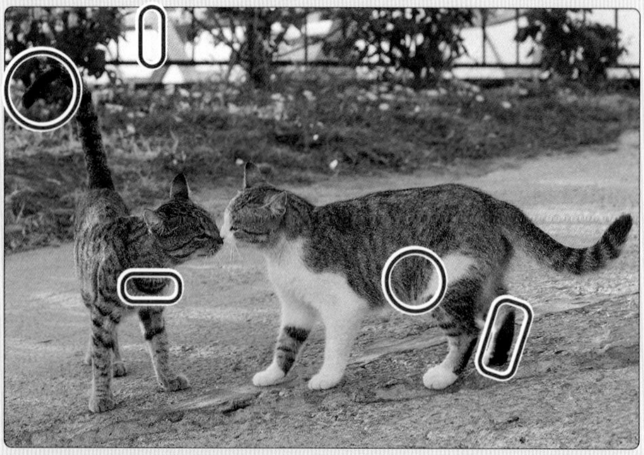

❸ハグでごまかすねこ（P7）

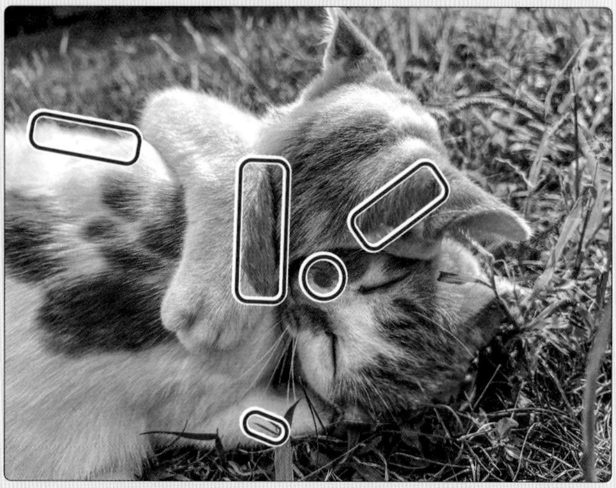

❹実家にあいさつねこ（P8）

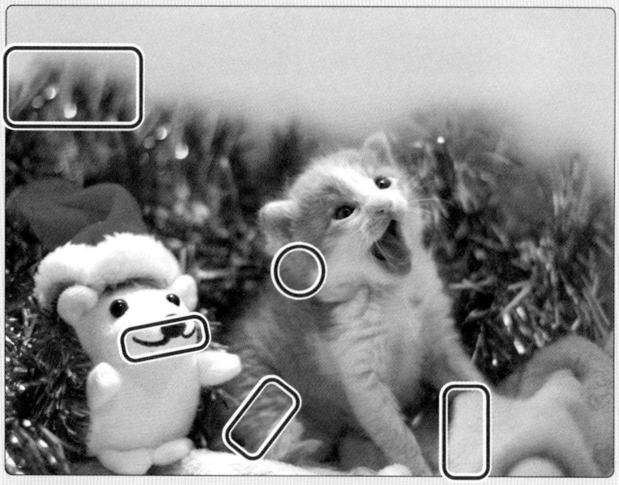

❺肩たたきねこ（P9）

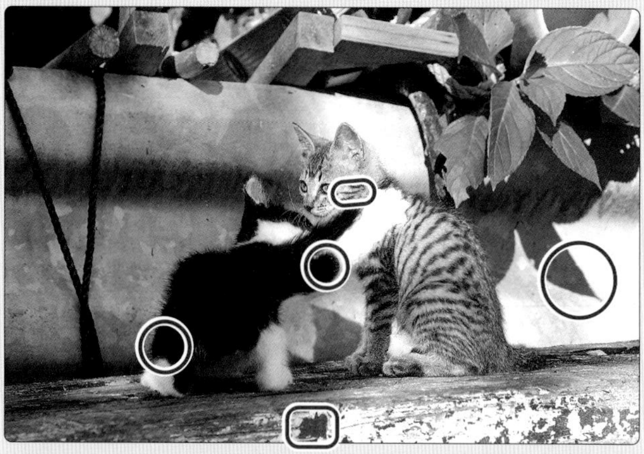

❻目が開かないねこ（P10）

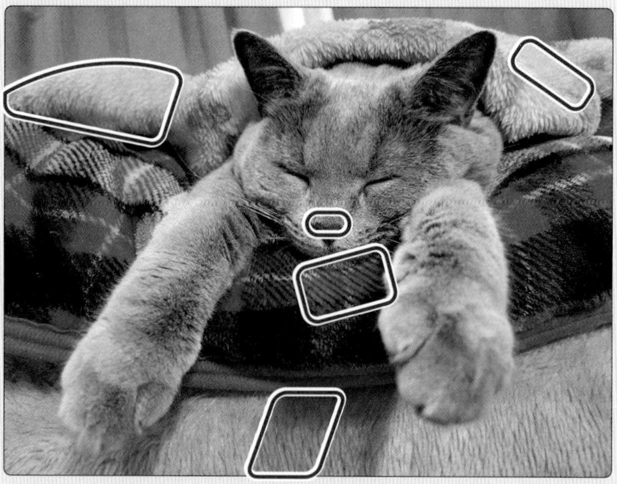

❼初めてのちゅーねこ（P11）

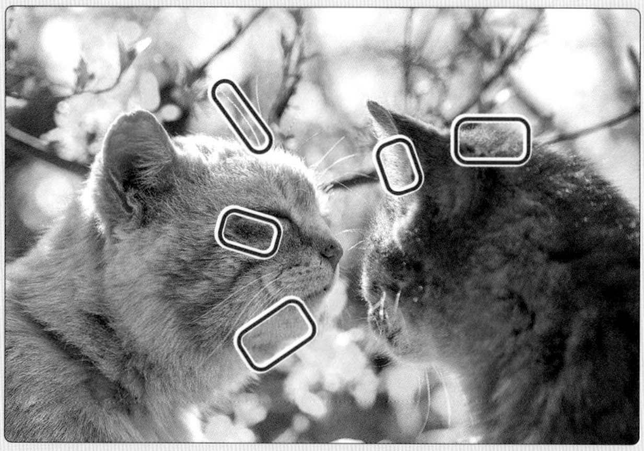

❽行かないでねこ（P12）

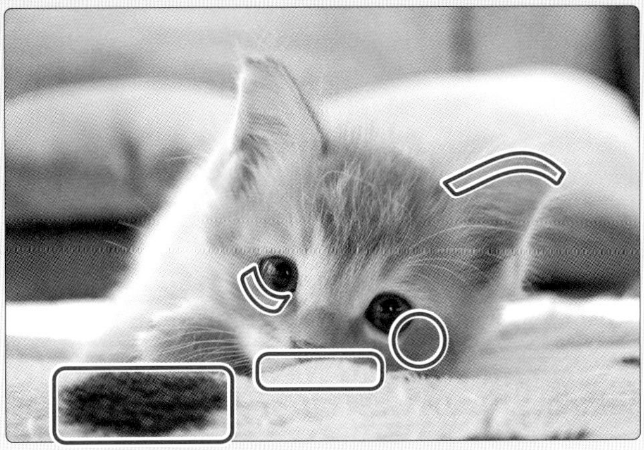

❾気が利くねこ（P13）

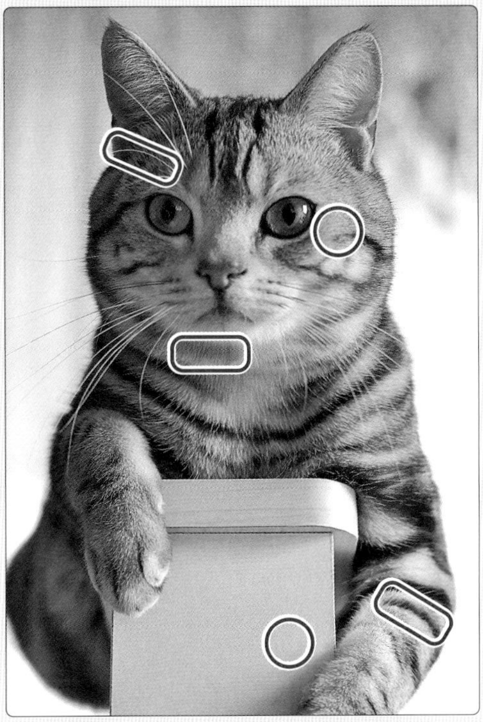

❿黒幕ねこ（P14）

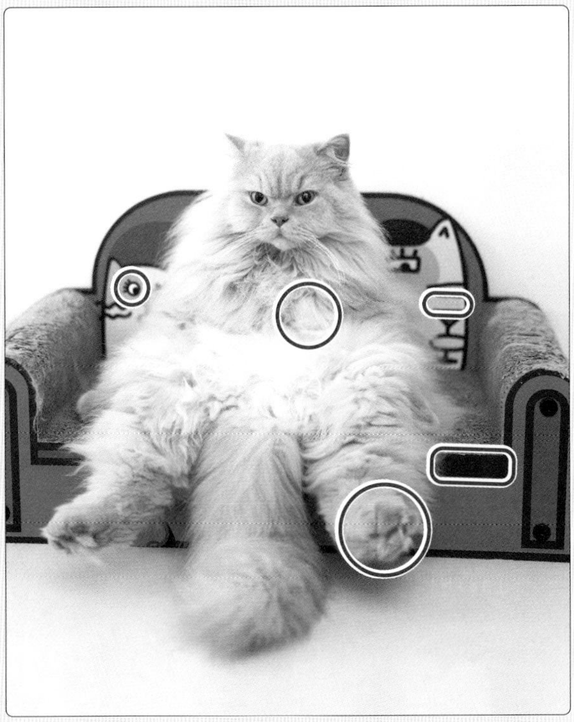

⓫ベビーニャー（P15）

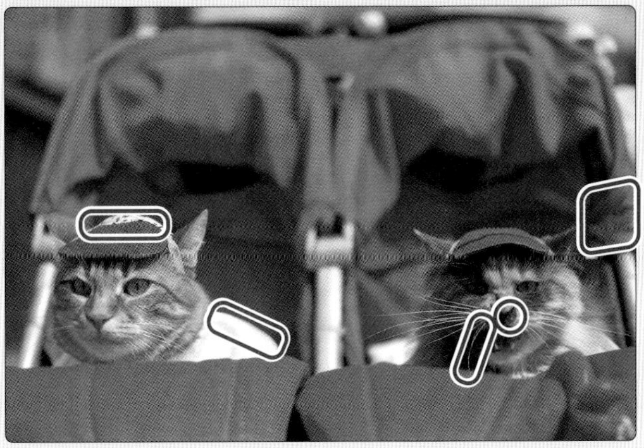

⓬ダイコンねこ（P16）

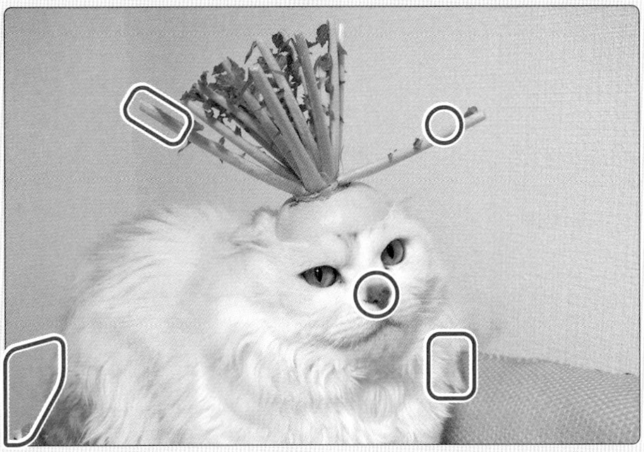

⓭物価高ねこ（P17）

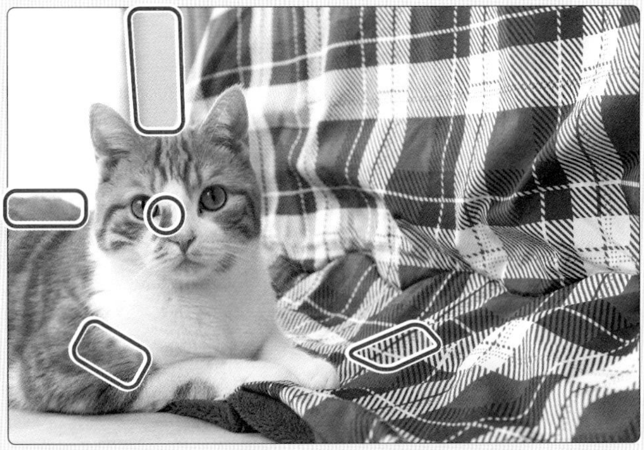

⓮宝ものねこ（P18）

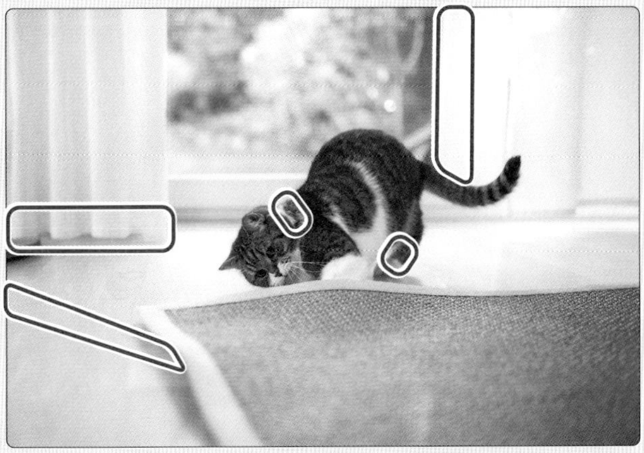

⑮一大事ねこ（P19）

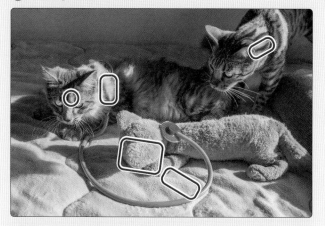

⑯おかゆいところがあるねこ（P20）

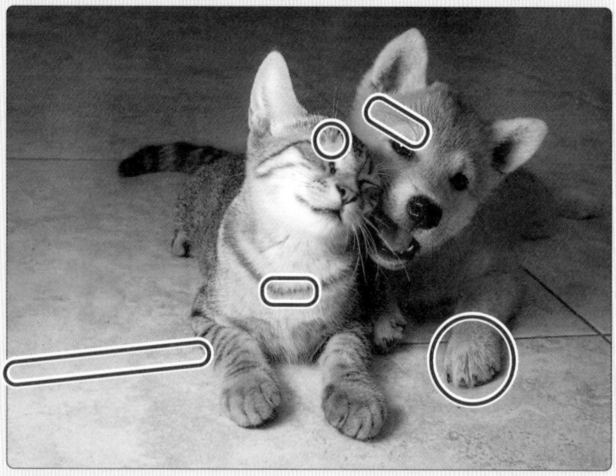

⑰そろそろねこ（P21）

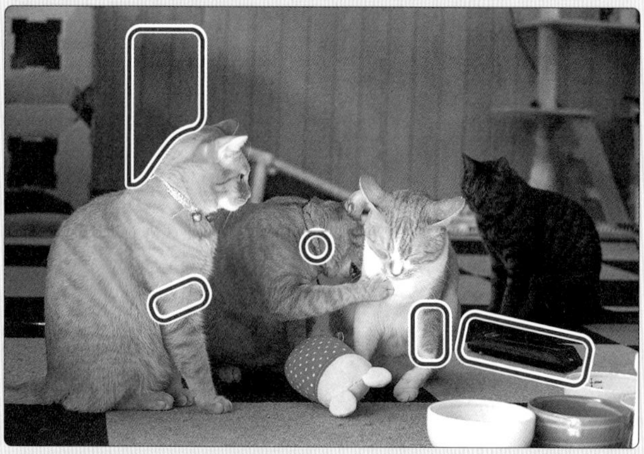

⑱本の妖精ねこ（P22）

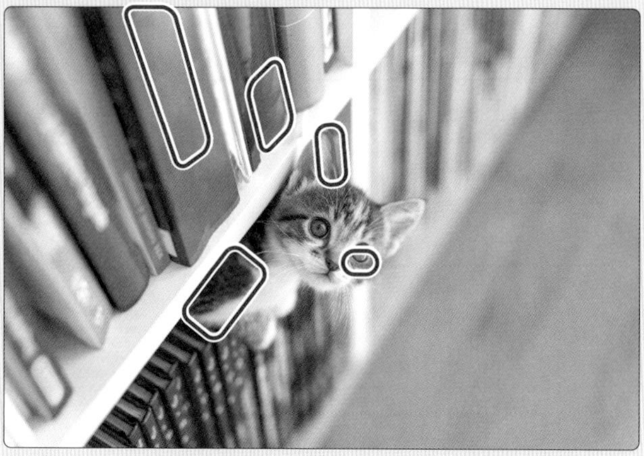

⑲ごきげんにゃんこ（P23）

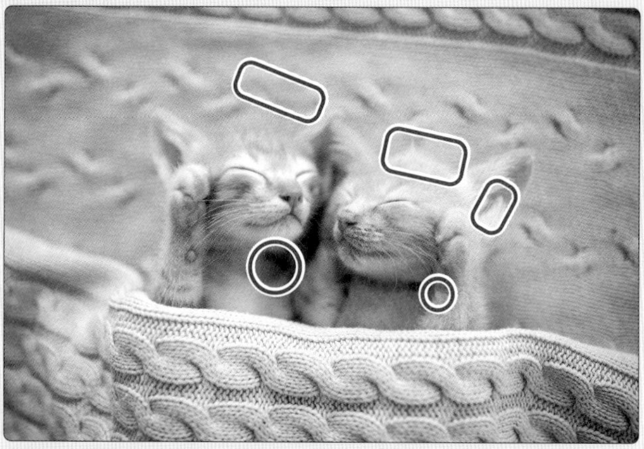

⑳天まで届けねこ（P24）

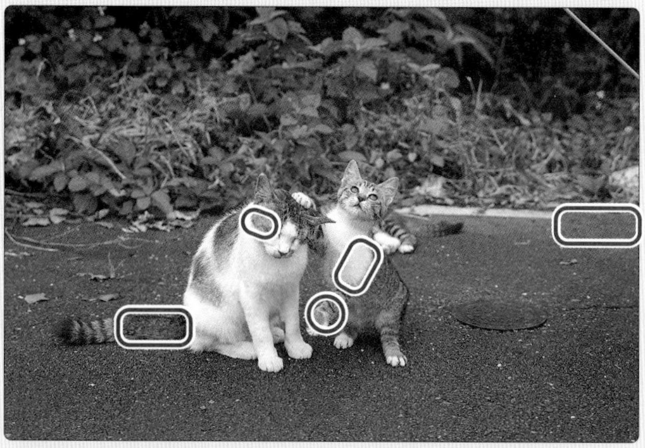

㉑わくわくねこ（P25）

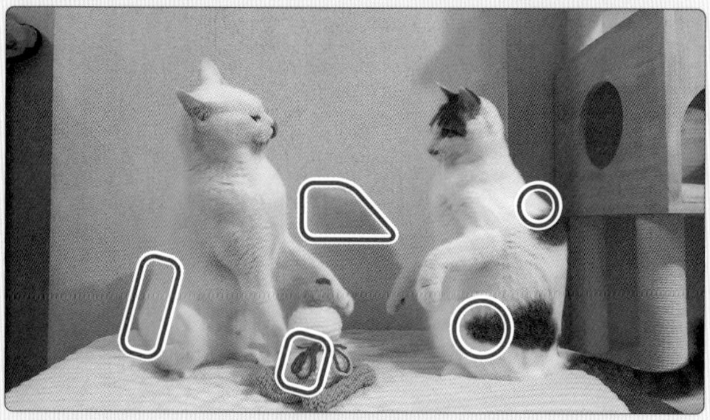

㉒井の中のねこ（P26）

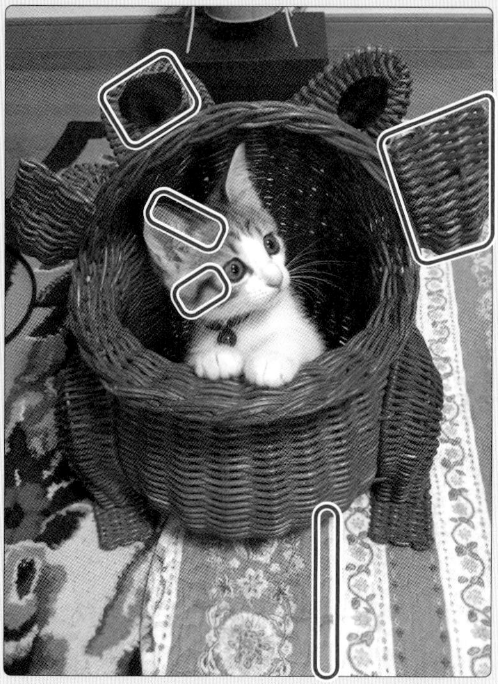

㉓もっとねこ（P26）

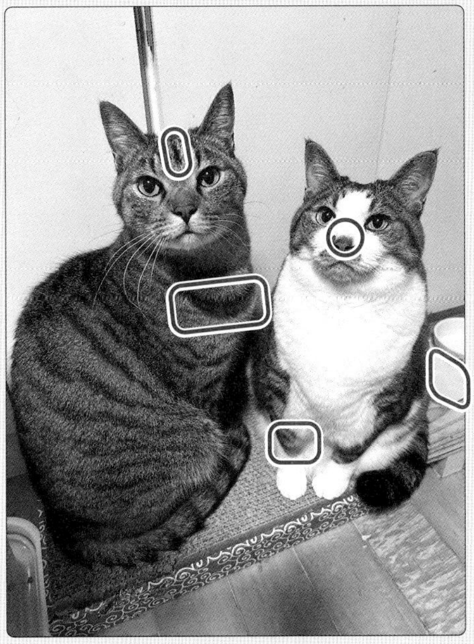

㉔ゴールキーパーねこ（P27）

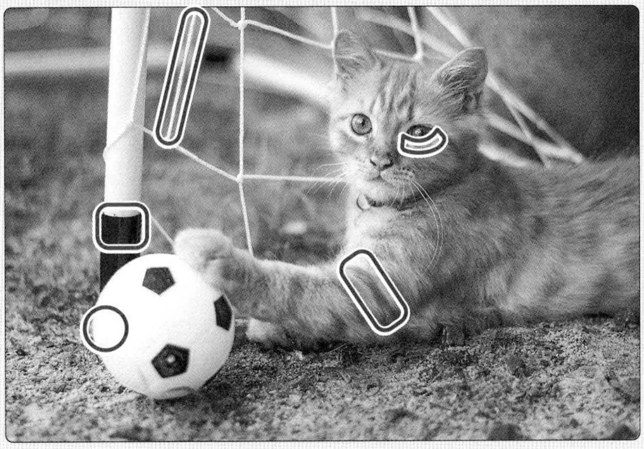

㉕エースをねらうねこ（P28）

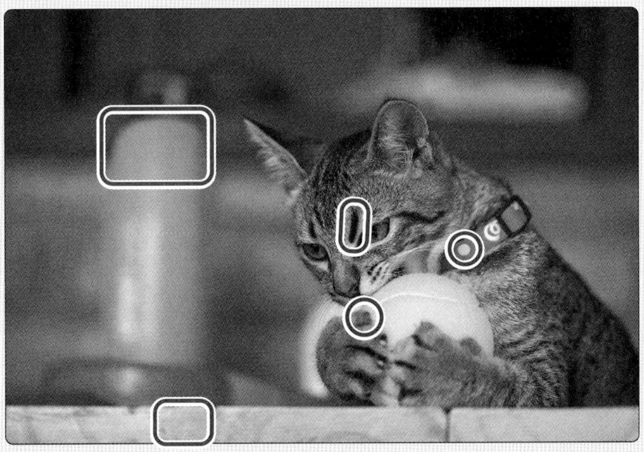

㉖スーパースターねこ（P29）

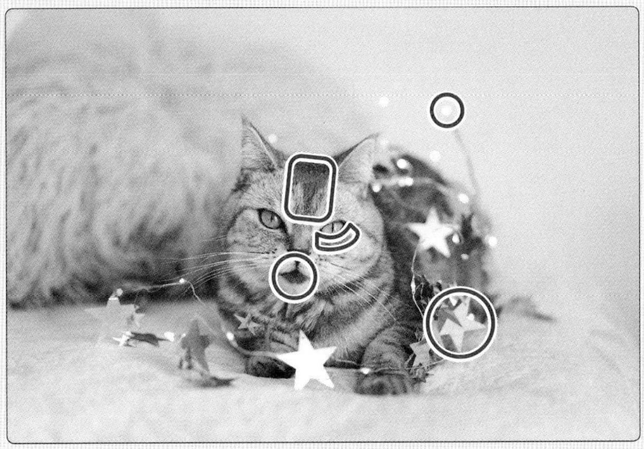

㉗社会を教えるねこ（P30）

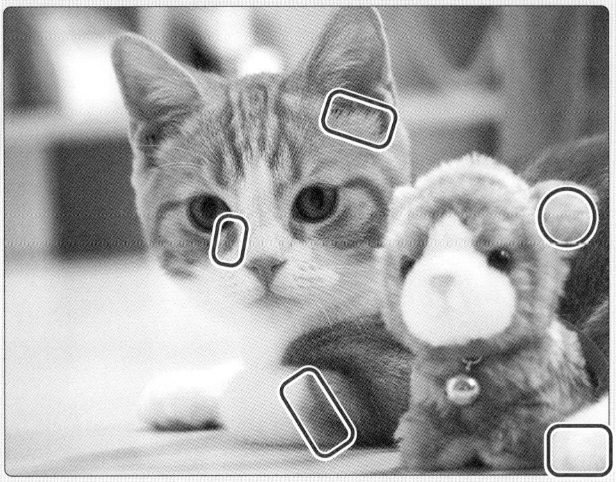

㉘お悩み相談ねこ（P31）

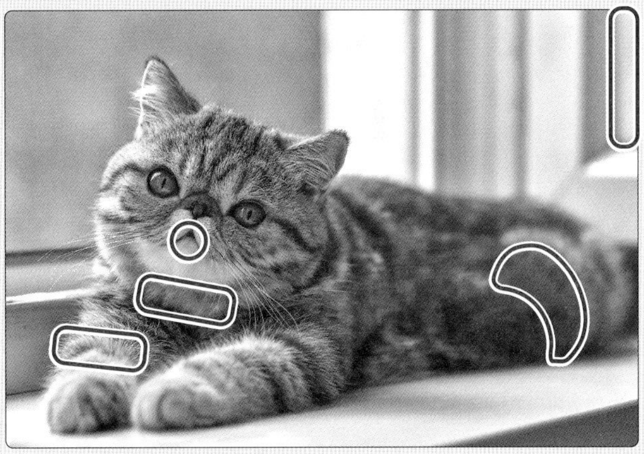

㉙テレビ大好きねこ（P32）

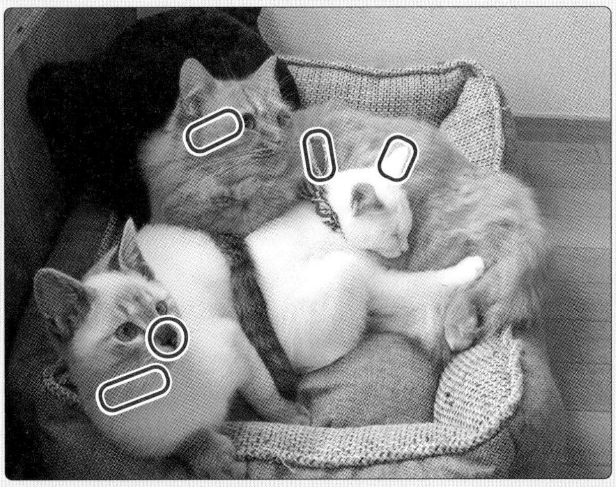

㉚偶然の出会いねこ（P33）

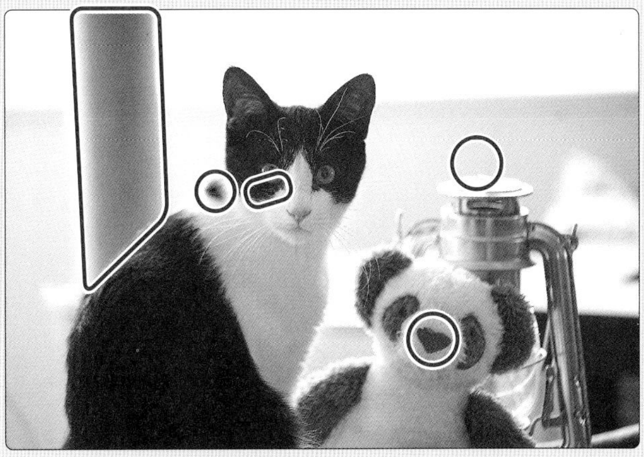

㉛パトロール交代ねこ（P34）

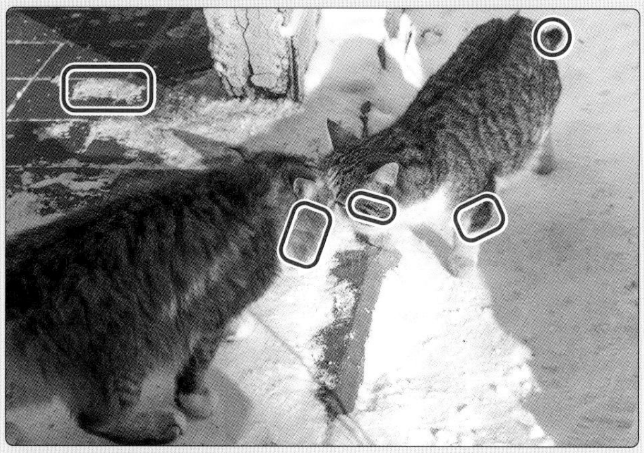

㉜鬼ごっこねこ（P35）

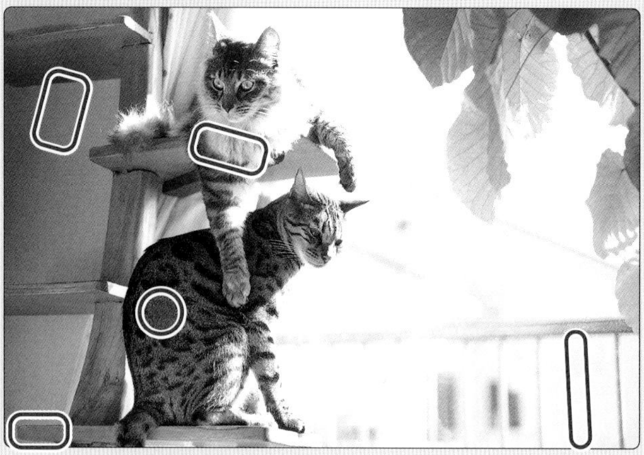

㉝ねこの永遠の悩み（P36）

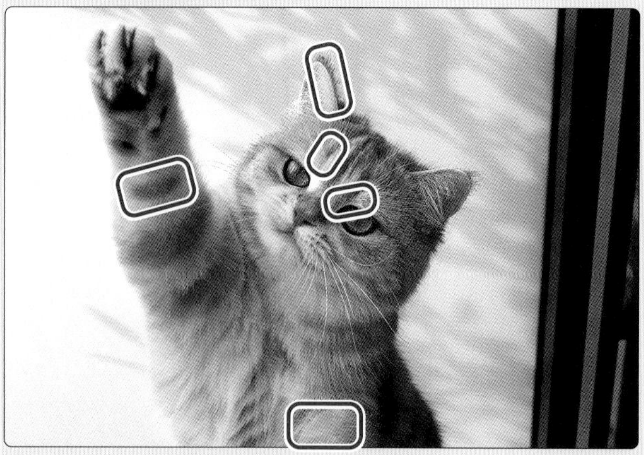

㉞しばらくおまちくださいねこ（P37）

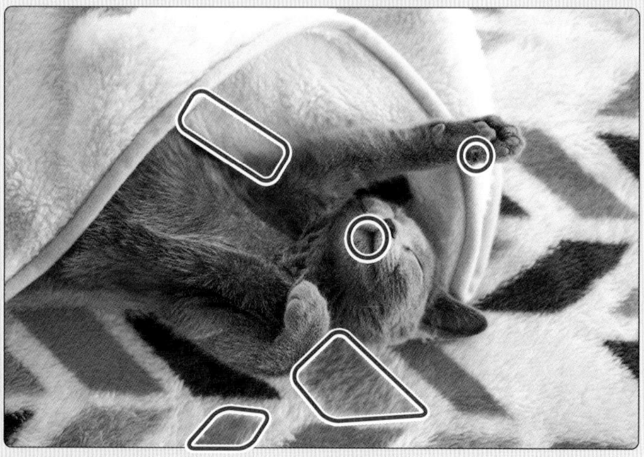

㉟還暦ねこ（P38）

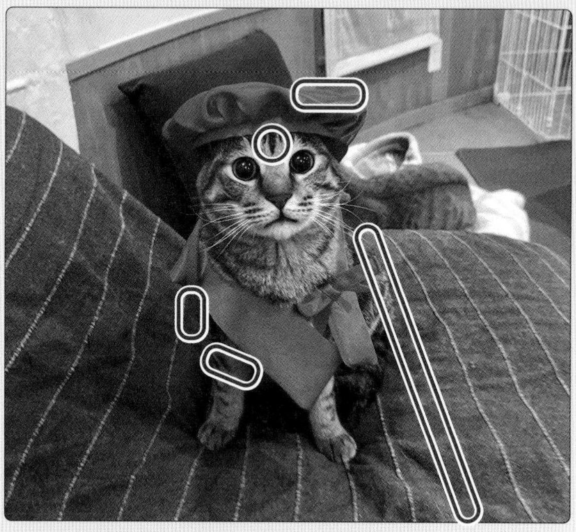

㊱高みの見物ねこ（P39）

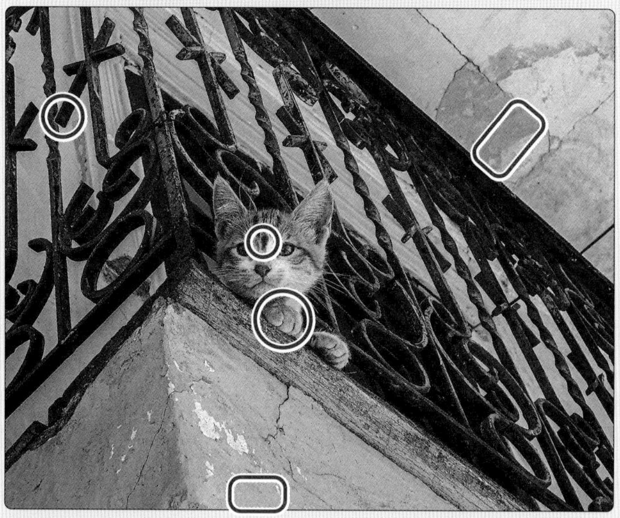

㊲渋滞ねこ（P40）

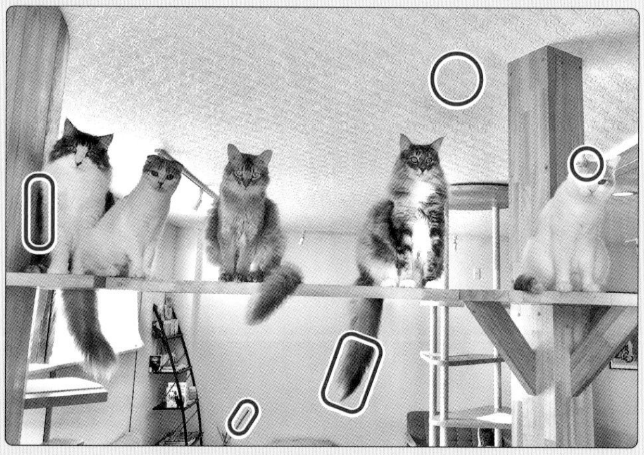

㊳わんにゃんクリスマス（P41）

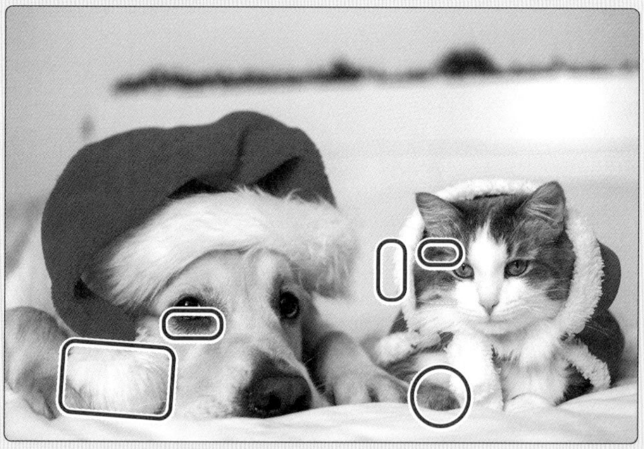

39 こそこそねこ（P42）

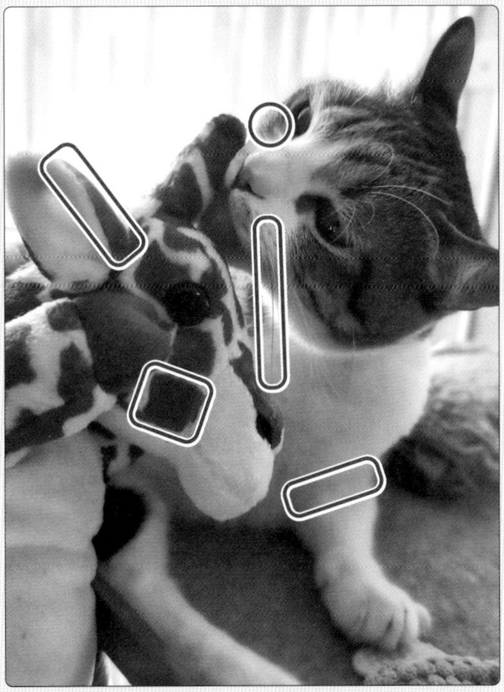

40 お忍びねこ（P43）

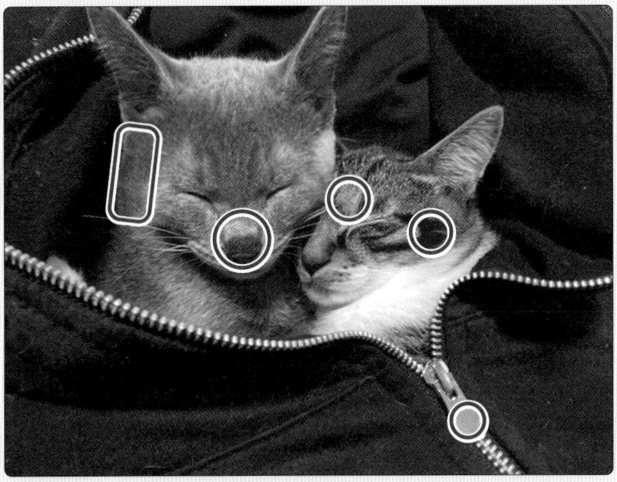

41 はい、チーズねこ（P44）

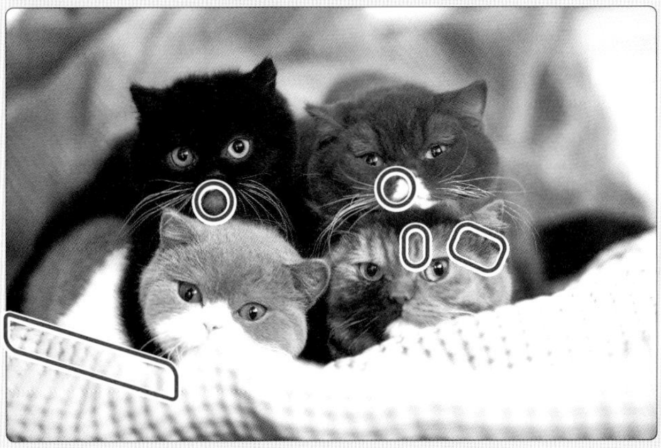

42 生活の知恵ねこ（P45）

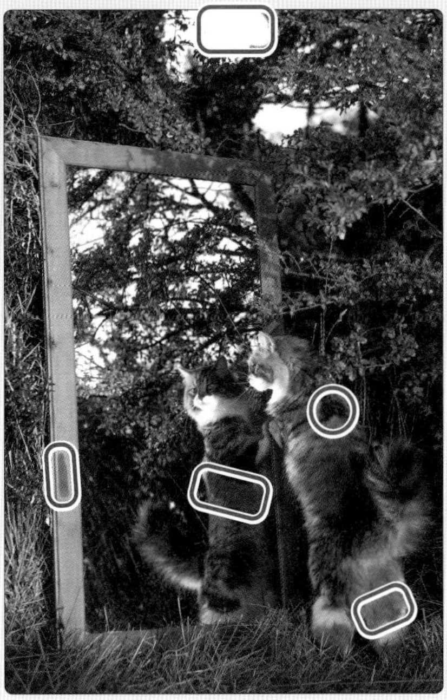

43 かくれんぼねこ（P46）

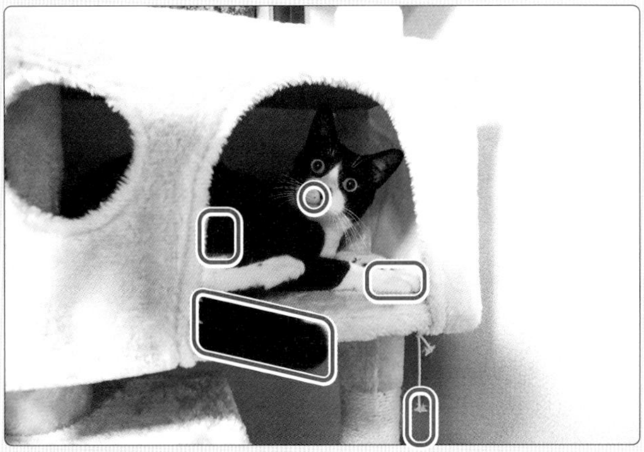

44 レントゲンねこ（P47）

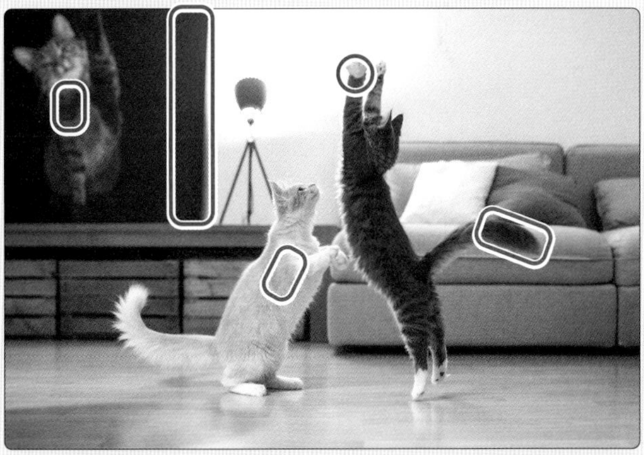

45 寝床ねこ（P48）

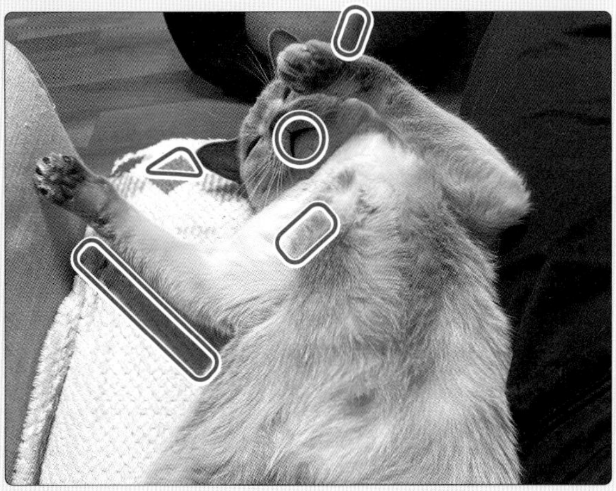

㊻本物がわかるねこ（P49）

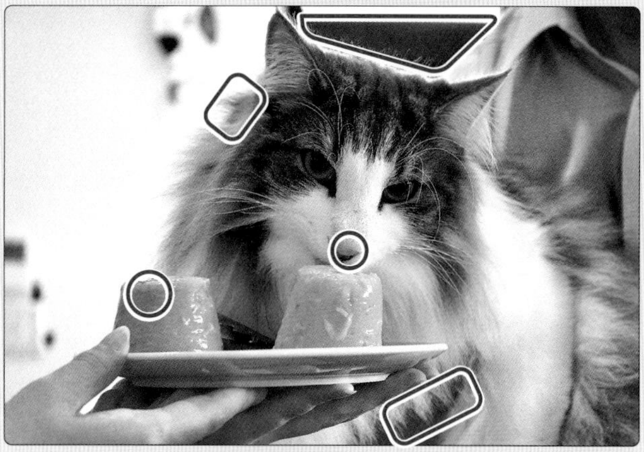

㊼昼下がりの通販番組ねこ（P50）

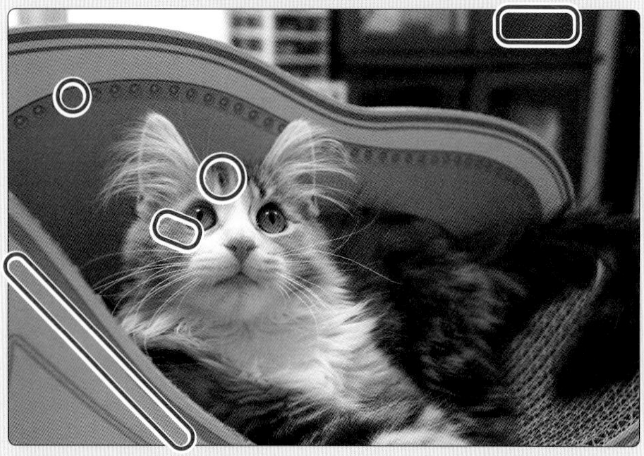

㊽温度計ねこ（P51）

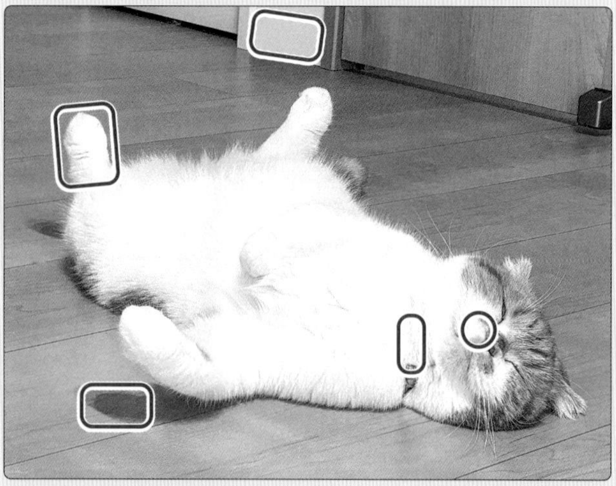

㊾ヒミツの合図ねこ（P52）

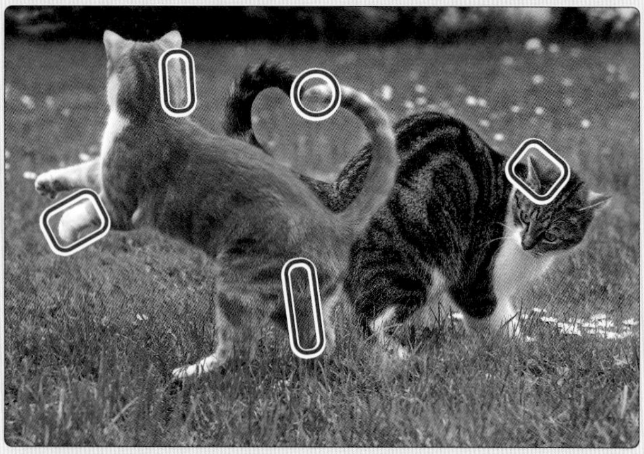

㊿大家族ねこ（P53）

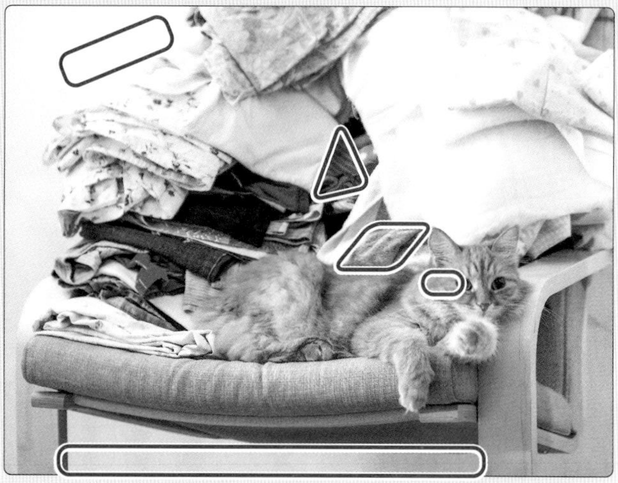

51 いつの日にかねこ（P54）

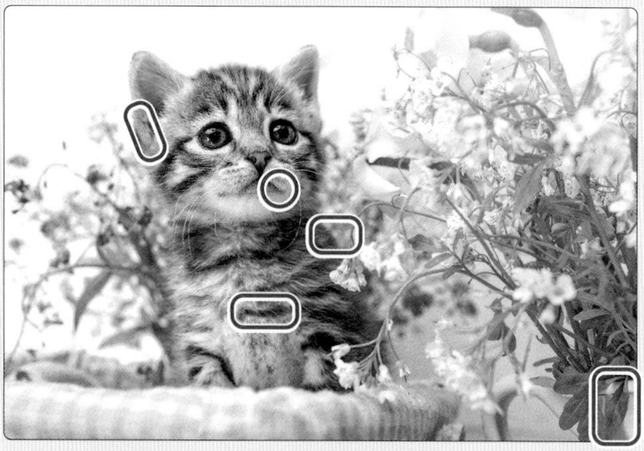

52 にゃん銃士（P55）

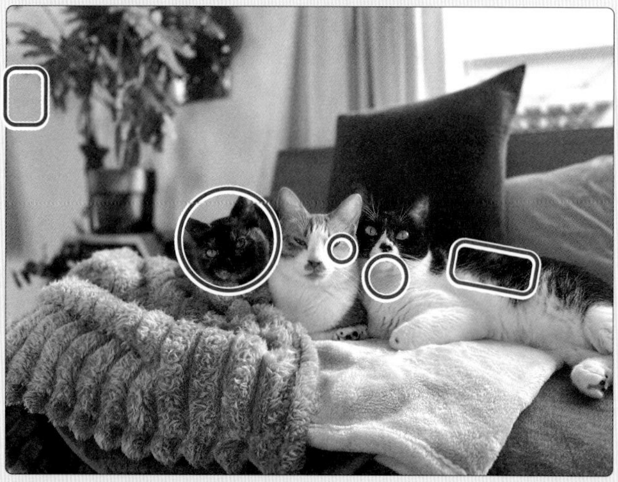

53 抱きしめねこ（P56）

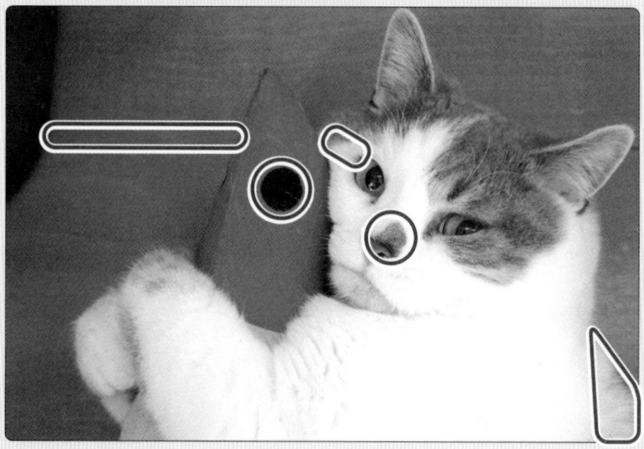

㊹ロミジュリねこ（P57）

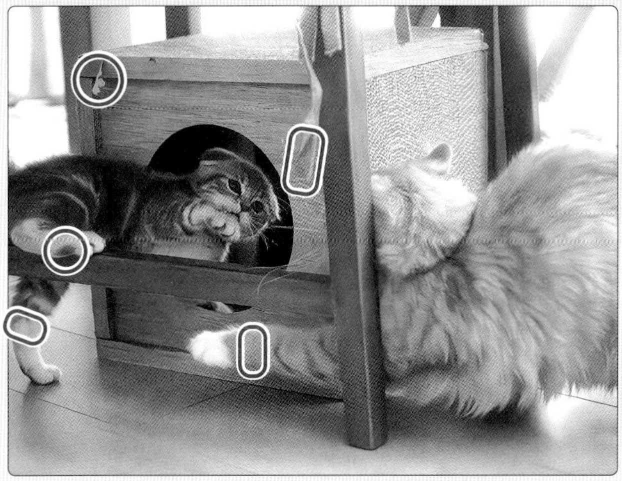

㊺リモート会議ねこ（P58）

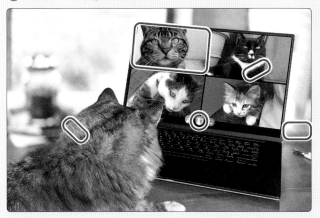

㊻わんにゃんにらめっこ（P59）

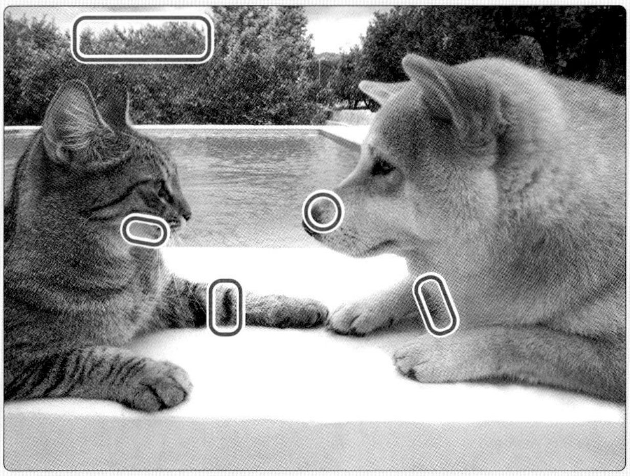

㊼しあわせねこ（P60）

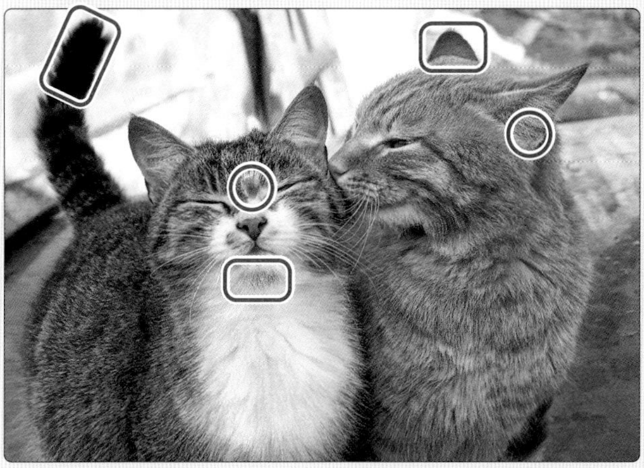

㊽寄り目練習ねこ（P61）

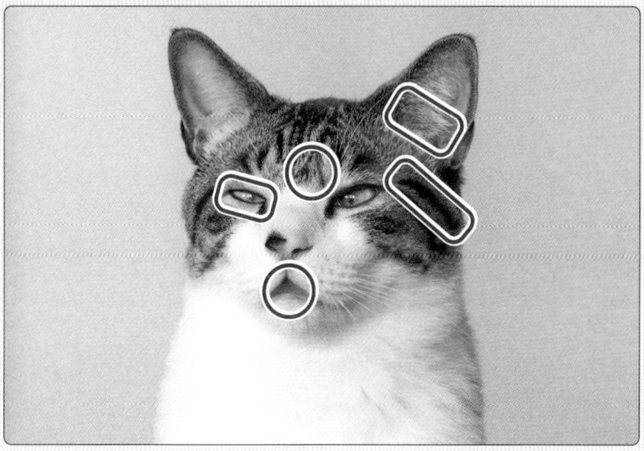

㊾浦島にゃ郎（P62）

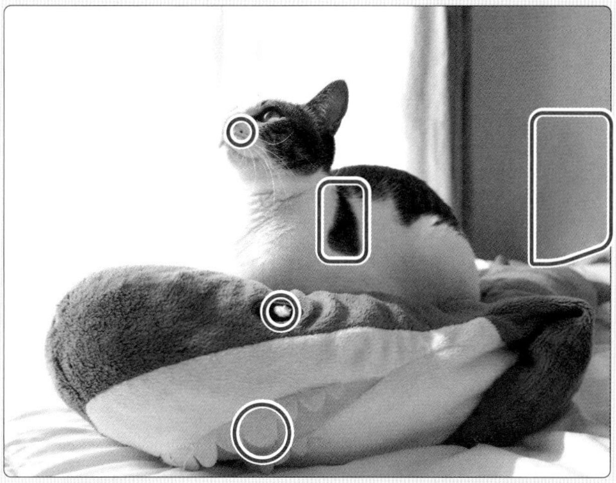

㊿起きてねこ（P63）

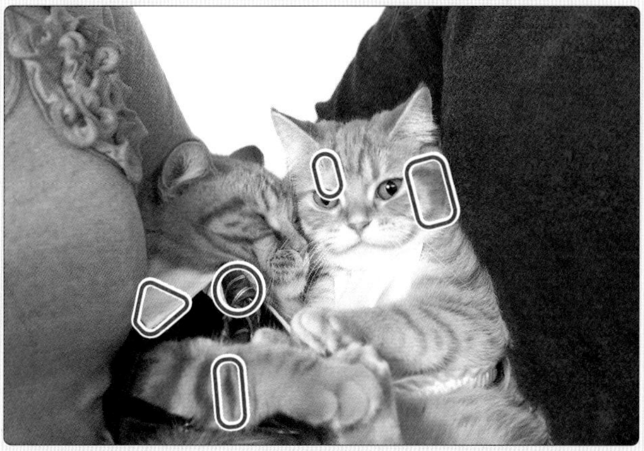

カバーの解答

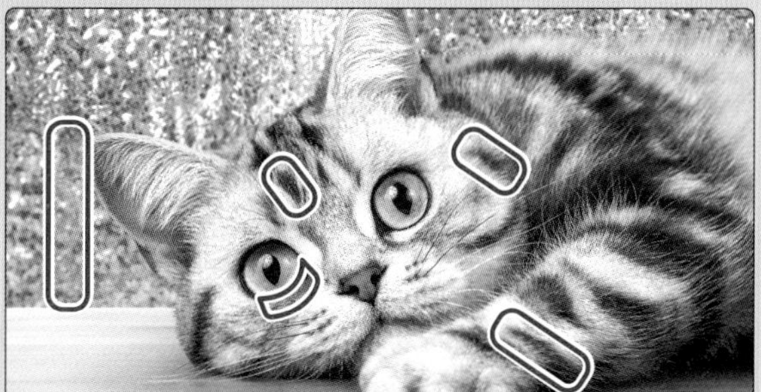

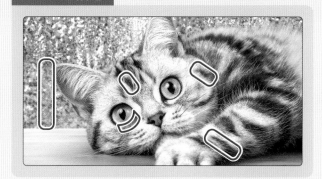

毎日脳活 スペシャル

にゃんと1分見るだけ！
記憶脳 瞬間強化

ねこのまちがいさがし

⑩

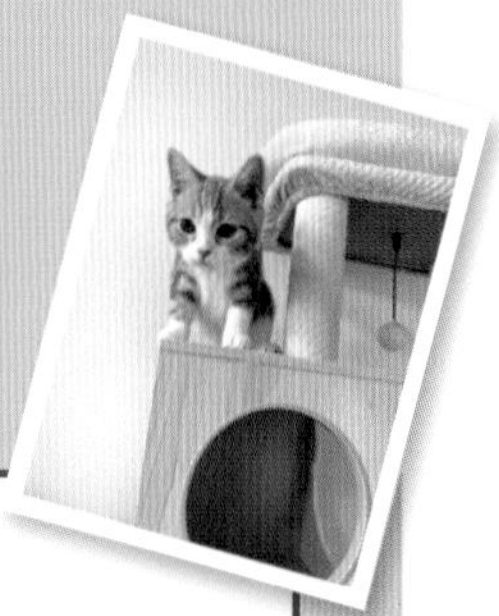

ねこの写真を大募集

『毎日脳活』編集部では、みなさまがお持ちの「ねこの魅力が伝わるかわいい写真」を大募集しています。お送りいただいた写真の中からよいものを選定し、本シリーズの「まちがいさがし」の題材として採用いたします。採用写真をお送りくださった方には薄謝を差し上げます。

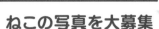

送り先 neko@wks.jp

※応募は電子メールに限ります。
※お名前・年齢・ご住所・電話番号・メールアドレス・ねこの名前を明記のうえ、タイトルに「ねこの写真」と記してお送りください。
※なお、写真は、第三者の著作権・肖像権などいかなる権利も侵害しない電子データに限ります。
※写真のデータサイズが小さい、画像が粗い、画像が暗いなどの理由で掲載できない場合がございます。

ご応募をお待ちしております。

監修

杏林大学名誉教授・医学博士
古賀良彦（こが よしひこ）

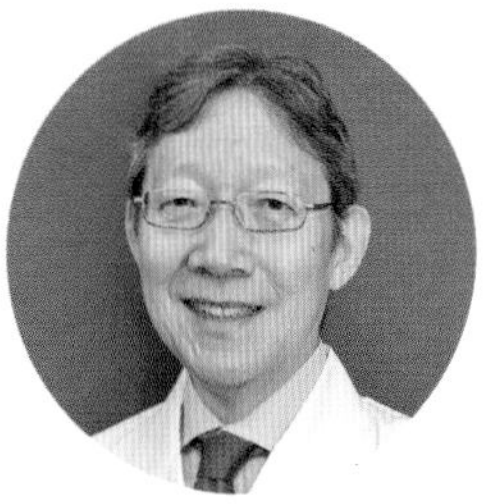

慶應義塾大学医学部卒業。杏林大学医学部精神神経科学教室主任教授を経て現職。
専門分野は精神障害の精神生理学的研究ならびに香りや食品が脳機能に与える効果の脳機能画像および脳波分析による研究。ぬり絵や折り紙、間違い探し、ゲームなどによる脳機能活性化についても造詣が深い。

編集人	飯塚晃敏
編集	株式会社わかさ出版　原 涼夏　谷村明彦
装丁	遠藤康子
本文デザイン	カラーズ
問題作成	飛倉啓司　吉野晴朗　プランニングコンテンツ・プラスワン
漫画	前田達彦
写真協力	PIXTA　Adobe Stock
発行人	山本周嗣
発行所	株式会社 文響社 ホームページ　https://bunkyosha.com メール　info@bunkyosha.com
印刷	株式会社 光邦
製本	古宮製本株式会社

この本に関するご意見・ご感想をお寄せいただく場合は、
郵送またはメール（info@bunkyosha.com）にてお送りください。